耳の反射区マップ（表）

▲は裏側にある反射区

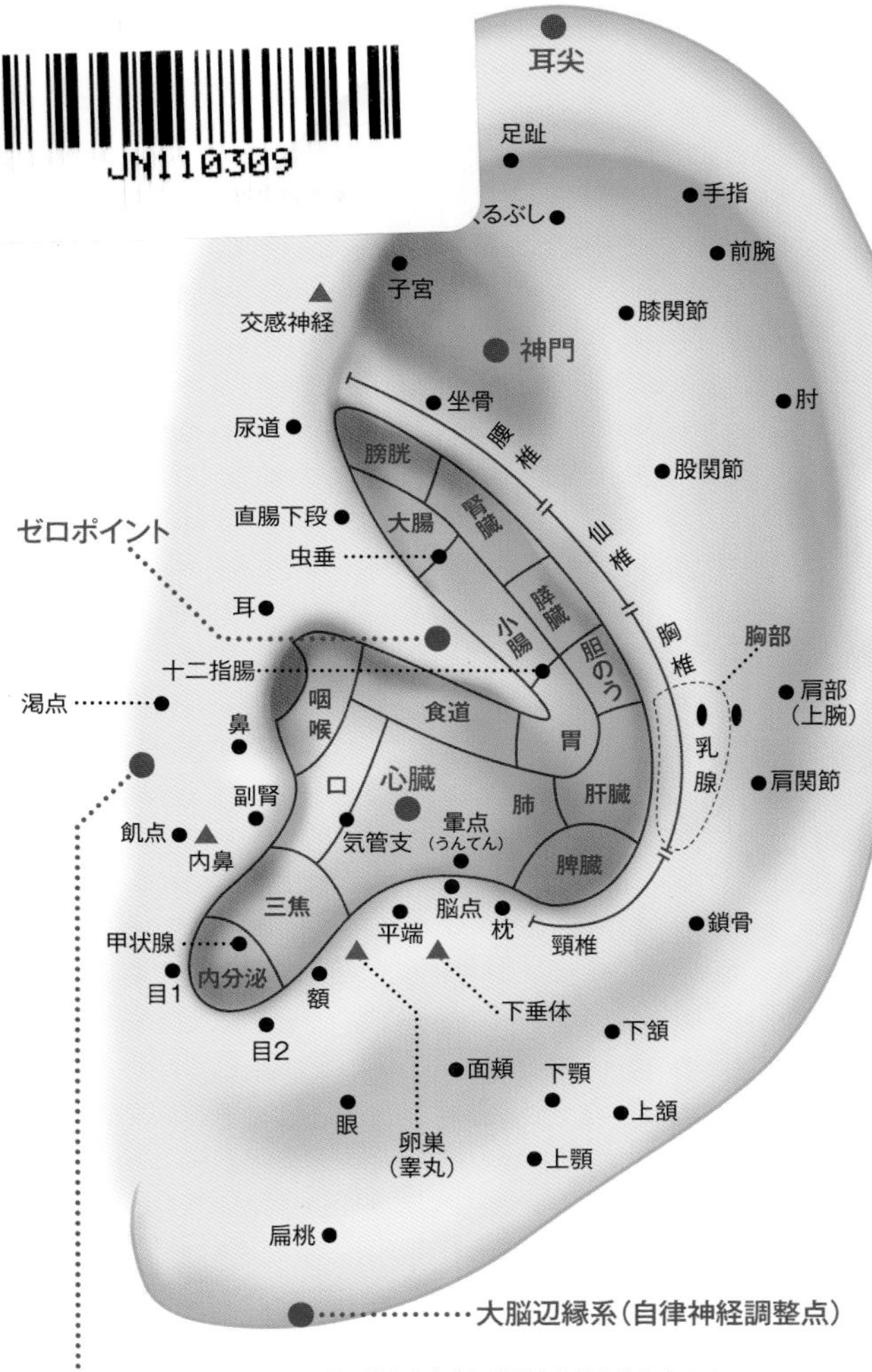

耳の形や大きさには個人差がありますので、
この図は反射区の位置を見るときの参考としてください。

耳の反射区マップ（裏）

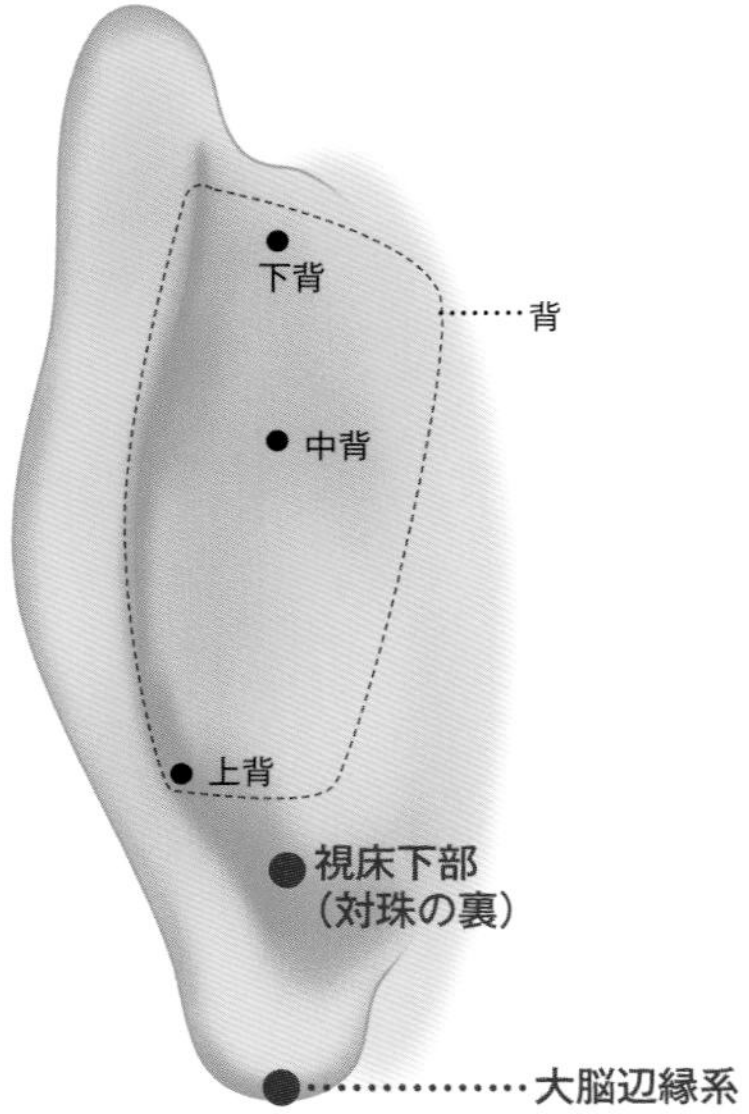

耳たぶの感情抑制ポイント（点）

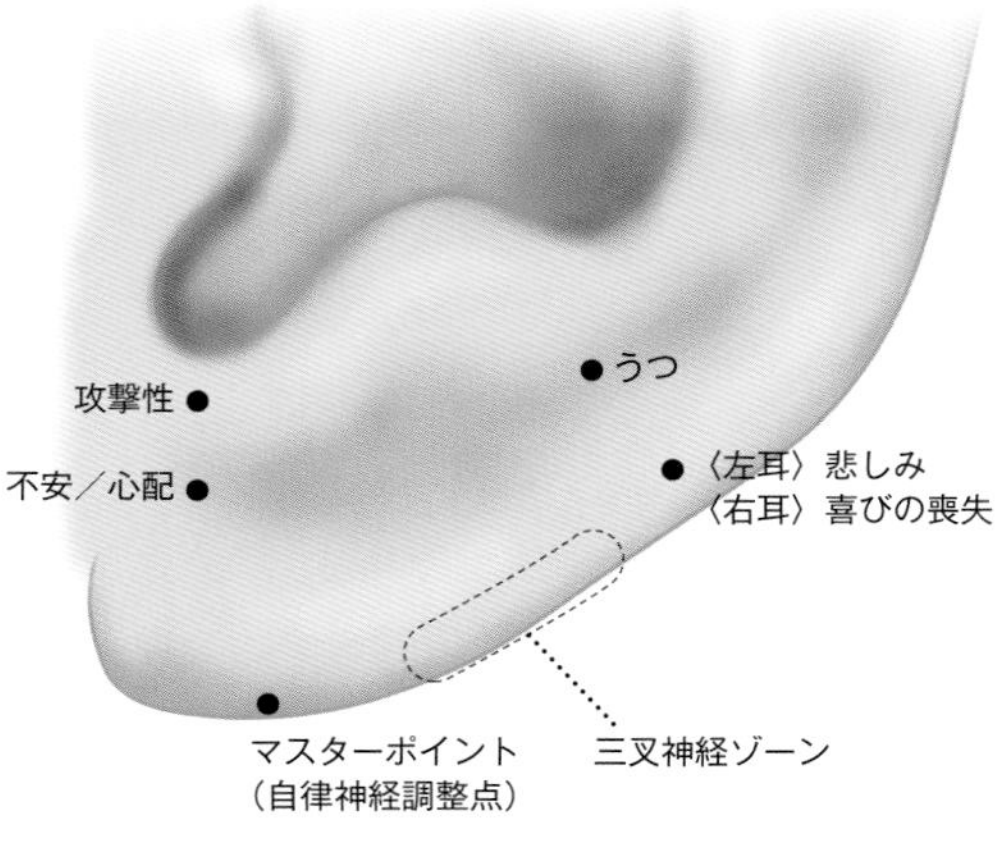

はじめに――

実はすごい！　身体とつながっている「耳」の秘密

突然ですが、日常生活の中で耳をさわるのはどんなときですか？　かゆいとき、熱いものにさわったとき、マスクをしていたり眼鏡をかけていて痛くなったとき……でもほとんど無意識に触れているのではないでしょうか。

耳という器官は音を聴き、平衡感覚を保つために存在していると思っている方がほとんどだと思います。しかし実は、耳をもむと身体や心、美容にもうれしい効果がたくさんあるのです。

試しにちょっと耳をもんでみてください。

身体が温まるような感じがしませんか？

頭がスッキリしませんか？

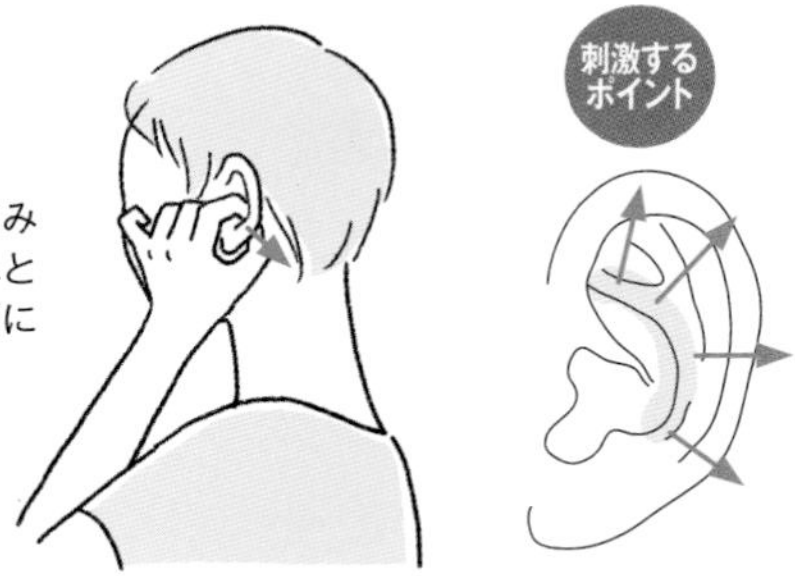

耳を表裏からはさみ持ち、下から上へと移動しながら外側に引っ張る

では、次は耳の軟骨の部分を下から上まで外側にストレッチさせてみましょう。同時に耳の裏側も引き伸ばすようなイメージです。

いかがですか？　首まわりや背中がラクになりませんか？

今さわっていただいたのは、耳の反射区（ツボ）で脊椎《せきつい》（背骨）に該当する部分です。

全身には７００個近くのツボが存在するといわれています。ＷＨＯ（世界保健機関）が認定しているのはそのうちの３６１個ですが、耳にも１００個以上が存在しています。そしてＷＨＯが耳介《じかい》治療に有効だと認定したツボは43個もあるのです。

つまり、耳を刺激すれば、身体に何らかの刺激が伝

わるということです。また医学的に見ても、耳には血管や神経が豊富に走行しており、脳に近い分、その刺激がすぐに全身へと反映しやすいのです。

逆に、ツボの状態は、該当する臓器の影響を受けるともいわれています。

今度は耳たぶにさわってみてください。

硬くないですか？　他人と比べたことなどないかもしれませんが、たとえるなら赤ちゃんのほっぺ、もしくはつきたてのお餅のようなやわらかい状態がベストであり、健康の証です。耳たぶは脳や心臓の反映とも考えられているので、翌日のお餅のような硬い耳たぶの方は、脳がお疲れ、あるいは働きすぎかもしれません。

このように、身体は耳を通じてさまざまなSOSサインを発信しているのです。

私の治療院では、身体だけでなく耳ももんだりしているのですが、耳たぶが硬くなっている人がほとんどです。特にここ1、2年ほどは、「マスク生活」「テレワーク」といった日常生活の変化もあり、耳が硬い人が非常に増えているように感じます。

そこで、身体をストレッチさせるように、耳もストレッチさせてみてはいかがでしょうか。適度なストレッチで身体が整うように、耳を通して全身が健康になり、快適な毎日を過ごせることでしょう。

私自身、この本の執筆中いつも以上に耳をストレッチさせていたところ、「少しヤセた？　ダイエットでもしてるの？」と周囲から聞かれ、実際にウエイト減！　さらにはひそかに患いはじめていた五十肩が治ってしまい（あくまで個人の経験です）、改めて「耳」のすごさを実感しているところです。

しかも「耳ストレッチ」は時間も場所も道具もいりません。会議中でも電車の中でもできます。

この本では、日頃から体調を整えるのにおすすめの「基本の耳ストレッチ」と、不調や困った症状の改善に役立つ30の「症状別耳ストレッチ」を紹介しています。

今のご自分に合ったものを試していただき、「耳」から健康になっていただければと思います。

肩こり・不眠・美顔に効く！
1分「耳ストレッチ」
目次

第2章 「耳」は全身の縮図

なぜ「耳」は全身の不調に効くのか

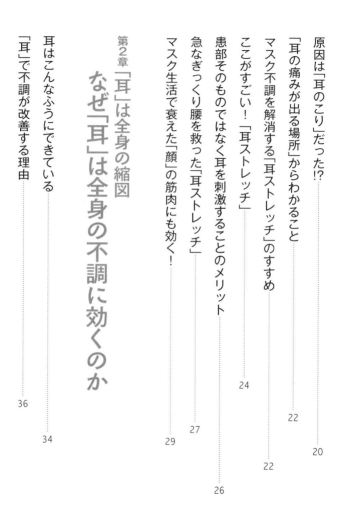

第4章 体、心、美容に効く！ 症状別「耳ストレッチ」

心に効く耳ストレッチ

第5章 耳があなたに教えてくれること 「耳チェック」でわかる不調のサイン

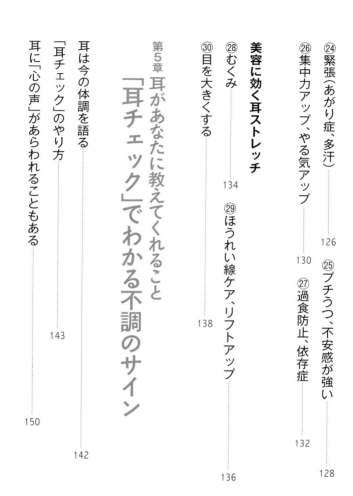

カバー・本文イラスト　千原櫻子
本文デザイン　新井美樹

第1章

「マスク不調」から「デスクワーク疲れ」まで

「耳ストレッチ」で全身がラクになる

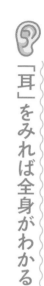

「耳」をみれば全身がわかる

私は看護師としての知識や経験を活かしながら、セラピストとして日々お客様の身体と向き合っています。

その際に重視しているのが、「耳をみてさわること」です。

耳という小さな器官から何がわかるのかと、不思議に思われるかもしれませんね。しかし、「耳は全身の縮図」といっても過言ではないほど、そこにはたくさんの情報と不調改善のカギが隠されているのです。

耳を使った療法は、日本では一時期「耳ツボダイエット」が流行ったことから、ダイエットや美容目的のものがよく知られています。

しかし海外では、「オーリキュラーセラピー（Auricular therapy）」と呼ばれ（「Auricular」は「耳介の、聴覚の、聴覚による」の意）、さまざまな分野の専門家が耳へのアプローチを取り入れています。一般的なセラピストはもちろん、鍼灸《しんきゅう》師、心理カ

ウンセラー、医師まで、耳にアプローチすることの効果を認めているのです。

耳は「有線」だから効果が早い

身体の一部分に、身体全体の情報があらわれるという考え方は、耳に限ったことではありません。

もともと総合病院の整形外科と集中治療室で看護師をしていた私は、代替療法に興味を持ち、アロマセラピー、リフレクソロジーの勉強をはじめました。

アロマセラピーはご存じの方も多いと思います。リフレクソロジー（Reflexology）は直訳すると「反射学」という意味で、「身体の内部の状況は外にある器官に投影される。逆に投影される身体表面の器官に刺激を与えれば、内部臓器に伝達される」と双方向に反応し合うことを「Reflex＝反射」と定義しています。そして後半の「ology」は「学問」の意です。

つまり、身体内部の双方向の相関関係により発せられるメッセージを読み取り、自己

治癒能力の向上に向けた手段を見いだすという「診断学」なのです。

リフレクソロジーに適している器官には、「顔」「頭部」「耳」「目」「手」「足」「背中」などがあります。日本では、リフレクソロジー=足ツボマッサージと解釈している人が多いようですが、実は足だけではなく、また単なるマッサージでもないのです。

足のリフレクソロジーは、大きさが手頃なこと、そこに身体全体に対応する反射区が網羅されていること、自分で観察やケアがしやすいというメリットがあります。

ただし、1つ欠点があります。それは「有線ではないこと」。足はテレビのリモコンのような役割をしていると思ってください。足裏の反射区を刺激することにより、身体にも反応があらわれるのですが、直接的にそれぞれの臓器とつながっているわけではないのです。

一方、「耳」は、耳介という外に出ている部分に、脳や首につながる神経が通っていて、それらの神経は内臓や骨格とも密接に関わっています。

いわば、耳は有線の光ケーブル、足は無線のWi-Fiといったところでしょうか。さらに脳に近い耳は、効果が出るのが早いのも特徴です。

そして何より、今こそ「耳」に注目していただきたい理由があります。それは、「新しい生活様式」として、常にマスクをつけるようになったことです。

マスク生活で耳の痛い人が急増中！

数年前では予想もつかなかった新型コロナウイルスの影響による「マスク生活」。街を歩けばマスクを売っている店がやたらと目につき、今やマスクをしていないと服を着ていないかのような気恥ずかしさを感じるようになりました。ワクチン接種も進んでいるものの、これほど感染症が問題になったあとでは、コロナ以前のような「ノーマスク生活」に戻るまでには、まだまだ時間がかかることが予想されます。

最近になってよく聞かれるようになったのが「マスク不調」という言葉です。皮膚トラブル、息苦しさなどのほかに、「マスクのゴムで耳が痛い」という耳の不快感を覚えている人も多いのではないでしょうか。また、「マスクをつけるようになってから、頭痛がする」「前よりも肩こり、首こりがひどくなった」という人もいます。

不調の原因はマスクにあることは確かです。しかし実は、マスクをつけている私たちの耳や耳まわりにも問題があるといったら驚かれるでしょうか。

耳の状態がよければ、「マスク生活」でも不調に悩まされることなく過ごせるのです。

原因は「耳のこり」だった!?

「マスクをつけていると、ゴムが耳を圧迫してつらい」

このようなときは、ゴムの部分にゆとりがないせいだと思われがちです。ネット通販のマスクの口コミでも、ゴムの部分の良し悪しについてはよく書かれていますね。

ただし、不調のすべてがマスクのゴムのせいとはいいきれません。

新しい生活様式になったことで、在宅テレワークが増え人と会話する機会が減ったり、日常生活で大きな声を出さなくなりました。すると、表情筋を動かすことも減っていきます。その結果、顔がむくみ、顔や首もこりやすくなります。

ちなみに、スキンケアやメイクの際に顔に触れたりメイクブラシを使うことは、リン

パ液の流れをよくし、顔のむくみの改善につながります。ずっと自宅にいるから、マスクをしているからと、以前よりメイクをしなくなった人が増えていると聞きますが、これも顔のむくみの遠因になっているのかもしれません。

このように、顔のむくみから耳まわりにもむくみとこりがあらわれ、そこにマスクのゴムがかかると、圧迫感や痛みを感じるようになります。

つまり、耳周囲の筋肉のこり、血流障害、皮下のリンパ液の停滞といった身体の状態の変化が、痛みの発生に関係していると考えられるのです。

実は以前から、私は耳や耳まわりにこりがある人が多いと感じていました。施療の際に耳に触れられて、はじめて自分の耳まわりの筋肉のこわばりを自覚する人もいます。

今「マスク不調」を感じている人も、実はマスク生活により、それまで気づかなかった耳や耳まわりのこりを自覚した、ということなのかもしれません。

「耳の痛みが出る場所」からわかること

「マスク不調」により耳及び耳まわりの痛みが出る場所は、人それぞれです。

四六時中マスクをつけるようになったことが大きいと思いますが、もともとの体質や生活動作も、痛みの原因を作っているかもしれません。

どこで痛みが出ているかを見ていくことで、痛みの原因やその後引き起こされる症状を知る目安になります。ご自身が不調を感じている部位とも照らし合わせてみてください。

図表1をもとに、どの部分が痛むかチェックしてみましょう。

マスク不調を解消する「耳ストレッチ」のすすめ

このマスク生活が当分のあいだ続くことを考えると、マスクはしていても、いかに「マスク不調」にならないようにするか、対策を考える必要があります。

(図表1)「マスク不調」で耳が痛くなる場所からわかること

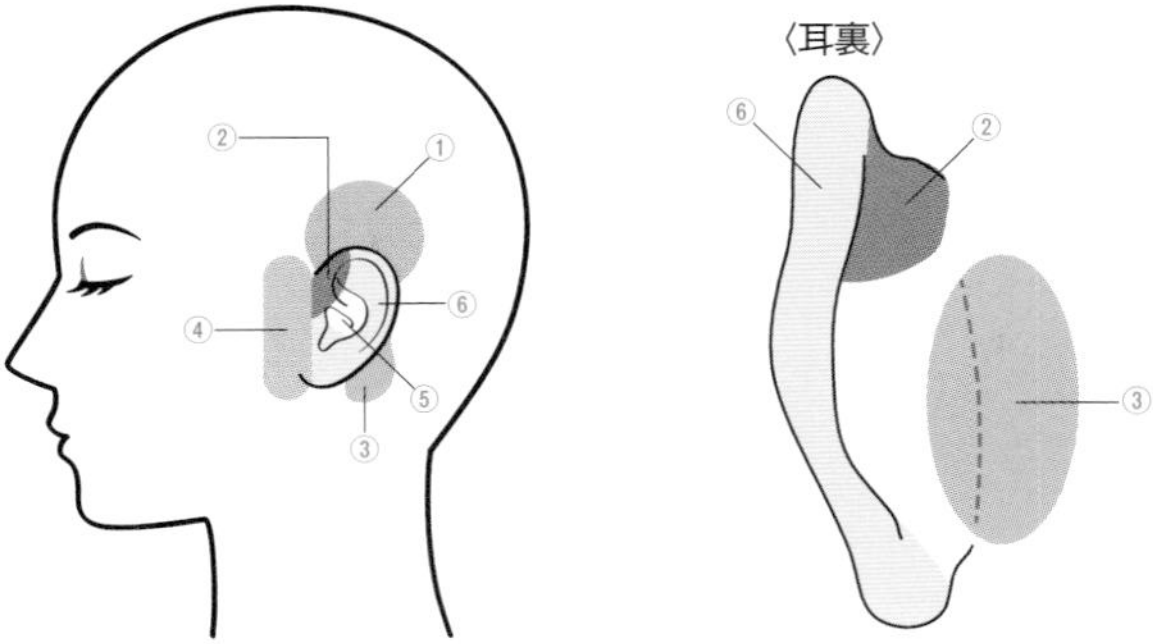

①耳の上側(側頭)
噛みしめすぎにより側頭筋の緊張が強い状態。首こり、頭痛、イライラが出やすい。

②耳の上部の付け根
ゴムのテンション(張力)による影響を受けるが、目の疲れの影響も。胃腸に不調が出ている可能性あり。

③耳の後ろ、下部(耳と頭の間の溝と頭側の下に出っ張った骨)
視力、姿勢の悪さなどからの痛み。頭痛、首こり、腰背部痛のつらさ、やる気の低下につながる可能性あり。

④耳の前側、顔との境界(こめかみも含む)
多忙、精神的ストレスなどからの痛み。表情筋の動きが少なく、免疫力の低下、顔のむくみ、鼻炎症状などが出現する可能性あり。マスクあとが残りやすいのは警告サイン。

⑤耳の中
耳に閉塞感があったり耳の痛がゆさ、ニキビなどがある。呼吸機能の低下や自律神経失調のサイン。むくみやすくなり、内臓機能の低下につながる可能性あり。

⑥耳輪(耳たぶも含む)
姿勢の悪さ、首こりの蓄積からの痛み。首、肩こりのさらなる悪化。高血圧の可能性あり。耳たぶが厚くなっていたり、耳輪に知覚過敏を感じていたら要注意。

そこでおすすめしたいのが、「耳ストレッチ」。伸ばす動きを中心にした、耳をほぐしていくセルフケアです。

耳を動かし、耳や耳のまわりのこりを解消すれば、マスクをしていてもゴムの痛みを感じることなく、快適に過ごせます。

もちろん、「マスク不調」の解消以外にも役立ちます。

詳しくは次章で述べますが、耳のまわりの神経は首や肩にもつながっているため、耳をほぐすことで肩こりや首こりの改善にもつながります。

また、耳には全身に反射を送るツボが集中しています。そのため、耳をストレッチすることで、全身を元気にすることができるのです。

ここがすごい！「耳ストレッチ」

「耳ストレッチ」の特徴は何といっても手軽なこと。そのポイントは2つあります。

●いつでもどこでもできる！

「耳ストレッチ」は、時間も場所も選ばず、いつでもどこでもできます。また、自分の手を使って行うので、特別な道具もいりません。

例えば足裏をマッサージするとしたら、靴を脱ぐ必要があり、外にいるときや人前ではなかなかできませんよね。でも、外部に露出している耳なら、思い立ったときにすぐさわれます。耳をさわるという行為は違和感がないので、移動中や仕事中でも、人前でもできます。

●1分でできる！

どんなに身体にいいことでも、やる時間が長すぎると日常生活の中に取り入れにくいものです。でも「耳ストレッチ」なら1分で充分！　むしろ長く行わないのが秘訣です。ちょっとした隙間時間に、そのとき感じている不調を改善する反射区を刺激することで、いつも快適に過ごすことができるでしょう。

新しい生活習慣として、ぜひ「耳ストレッチ」を取り入れていただければと思います。

患部そのものではなく耳を刺激することのメリット

不調を改善するためには、肩がこれば肩をもみ、腰が痛ければ腰をさすったりマッサージする——このように考えている人が多いと思います。しかし、あえて「こりや痛みのある場所(患部)」を直接さわらないというアプローチもあるのです。

なぜならこりや痛みのある場所は、筋肉や腱《けん》が炎症を起こしていると考えられるからです。実際、患部にはすでに何らかの負担がかかっているため、指圧などでそれ以上の負担をかけることは望ましくないと考える施療《せりょう》家たちも近年増えてきています。

例えば、肩こりやぎっくり腰なども、肩そのものではなく首と背中のアンバランスの問題だったり、腰そのものではなく背中と大腿《だいたい》の使い方や筋肉の柔軟性の問題だったりすることがあります。

このように、患部そのものにフォーカスするのではなく、その症状を引き起こしている根本の問題を見つけ出すことで、こりや痛みなどの不快な症状を取り去るほうが、身

体への負担が少なくてすむというわけです。

この考え方は「耳ストレッチ」に通じます。耳には肩や腰の反射区がありますので、肩や腰に痛みがあるときは、患部よりも耳にアプローチするほうが有効な場合があるということです。

急なぎっくり腰を救った「耳ストレッチ」

実際に、こんなケースがありました。

運送業のAさん（男性）は、1日の終わりにお風呂で足裏をもむのが大好きという方です。でもある日、仕事中にぎっくり腰になってしまいました。

思いついたのは足ツボ。早速足に手を伸ばしてみると……腰が痛すぎてしゃがめず、手が足裏にまったく届きません。病院に行く時間もなく、「ぎっくり腰なのに、肝心なときに足のツボに手が届かない！　どうすればいいですか」と私のところに連絡が来ました。

ぎっくり腰は腰の筋肉の捻挫《ねんざ》のような症状ですから、そこをグイグイ押すのはNG。むしろその緊張がとれるような働きかけが有効です。そこで私は「耳ストレッチ」を提案しました。

当初は「耳？　本当に効果があるの？」と半信半疑だったAさんを「だまされたと思ってやってみてください」と説得し、腰の反射区である耳の対耳輪《たいじりん》をやさしくほぐしてもらいました。同時に、背中の反射区に当たる耳の裏側もさすってもらったのです。

すると数時間後、Aさんから「ひどい痛みがなくなって、なんとか仕事をやり終えました。耳ってすごいですね！」というメールが届きました。以来、Aさんは耳の腰や背中の反射区を常にやわらかく保つよう、仕事中でも耳に触れるのを習慣にしているそうです。

「耳ストレッチ」で患部を直接刺激せずに不調を改善するとともに、足に比べてさわりやすい耳の反射区を使ってセルフケアができたという好例でした。

マスク生活で衰えた「顔」の筋肉にも効く！

私の治療院では、身体のマッサージやストレッチだけでなく、顔、手、足などの反射区への刺激も取り入れているのですが、実は「耳ストレッチ」は隠れた人気メニューとなっています。一度耳に触れられることの心地よさを知った方は、毎回必ずリクエストされるほどです。

単に気持ちがいいという方もいらっしゃれば、頭痛の改善、肩こりの減少、胃腸の動きがよくなる、といった身体の症状のほかに、ストレスや不安感が軽減したというメンタル面の変化を感じる方もいらっしゃいます。

また、フェイスラインがシャープになった、目が大きくなったなど美容面の改善を実感する方もたくさんいらっしゃいます。実は、耳には美容のポイントもあるのです。

長引くマスク生活、在宅テレワーク、緊急事態宣言下で外出や人に会うことの自粛――このような変化により、ストレスや運動不足だけでなく、顔の筋肉を使わないようにな

ってしまった人も増えているようです。

実際、お客様からは、

「2週間人と会わなかったら、声が出づらくなった」

「顔に締まりがない。ほうれい線が目立つ」

「久しぶりにガムを噛んだら筋肉痛になった」

「マスクのゴムのあとがくっきり残って、おまけに皮膚が荒れる」

といったこれまでにない悩みの数々を伺うことが増えました。

一方で、マスクをして目元だけ出しているので、街に男女を問わず「マスク美人（美男）」が増えていると思いませんか？　そこでマスクを取ったときにその期待に応えるためにも、ぜひ「耳ストレッチ」を取り入れていただきたいのです。

第3章で紹介する「基本の耳ストレッチ」は、顔のまわりの耳下腺や舌下腺、たくさんのリンパ管の流れをよくするとともに、使われにくくなった筋肉の引き締めにも効果があります。ちなみに、局所的に1点刺激するよりも、全体的に刺激しておくほうが効果があるように思うのが、50歳を超え、たるみと闘う私の実感です。

それ以外にも美容に効く「耳ストレッチ」を第4章で紹介していますので、そちらもぜひお試しください。「耳ストレッチ」を習慣にして、「マスク美人(美男)、取っても美人(美男)」を目指しましょう！

耳という小さな器官を刺激することで、さまざまな不調の改善や美容にまで効果があるとは、本当に驚きですよね。

次章からは、なぜ、耳が全身に影響するのか、より詳しく解説していくとともに、自分でできる「耳ストレッチ」の方法をお伝えしていきます。

第2章

「耳」は全身の縮図

なぜ「耳」は全身の不調に効くのか

耳はこんなふうにできている

一般的に「耳」と呼ばれているのは外から見える部分ですが、正確にいうと鼓膜《こまく》より奥の内耳《ないじ》といわれる部分も含めて耳という感覚器官になります。

「耳ストレッチ」の対象となるのは、外から見て認識できる外耳《がいじ》の部分です。なかでも、軟骨で形成されていて柔軟性があり、神経や血管がたくさん通っている耳介《じかい》をメインに刺激していきます。ちなみに耳介には音を集め、その音が発せられている方向を聞き分ける役割があります。

耳介の上部は弾力のある軟骨がベースになっていて、複雑な形をしています。一番外側のやわらかい部分は耳輪、1つ内側の軟骨を感じさせる弓なりの部分は対耳輪と呼ばれます。そのほかにも、耳甲介、耳珠、対珠など、パーツごとに名前がつけられています。下部には耳垂、いわゆる耳たぶがあります。

耳の各部の名前は「耳ストレッチ」の説明でも登場しますので、わからなくなったと

（図表2）耳の各部の名前

（表）

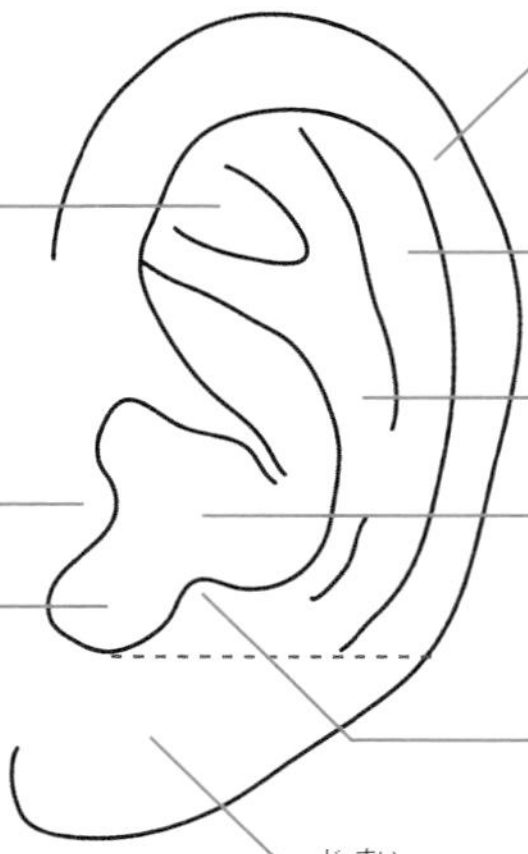

（裏：耳背）

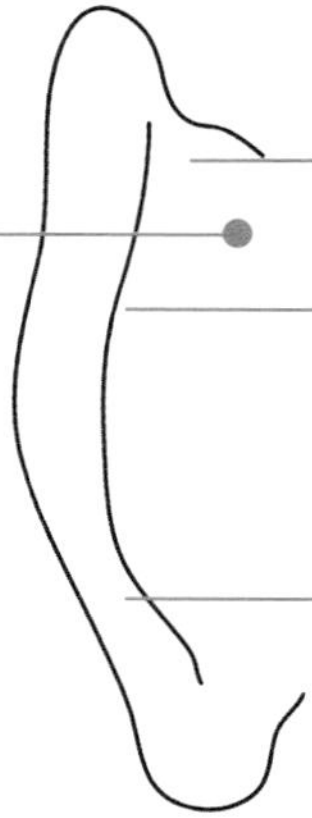

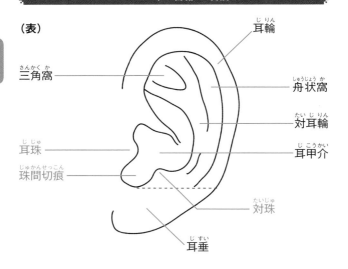

きは図表2に戻って確認するようにしましょう。

「耳」で不調が改善する理由

「耳ストレッチ」がなぜ全身の不調に効くのか？　その理由は大きく分けて2つあります。

・解剖学的な理由（脳、神経、筋肉との関わり）
・耳介療法的な理由（反射区・ツボが集中している）

解剖学的に見ると、耳は多くの筋肉と神経がちょうど集まってきている場所でもあります。そのため首や肩、顔、表情筋、リンパの影響を受けやすく、さまざまな身体のSOSサインを出してくるのです。これを逆から考えると、耳を使って、首や肩、顔、リンパ循環、そして全身にアプローチできるということです。

また、耳を使った耳介療法は海外では医療現場でも使われており、その研究は100年以上も前からはじまっています。

では、この2つの理由について、詳しく説明していきましょう。

耳には神経や血管が集まっている

軟骨を土台に作られている耳介は、手で触れるとあまり厚さはないものの、実は神経と血管がたくさん通っています。

ただ、その血管の細さと血流量の少なさから、耳の温度は低めです。熱いものにさわったときに耳たぶで冷やせというのは理にかなっているのですね。逆に冬の寒い日など、耳を少しもみほぐすだけで全身が温まったように感じられることがあります。これは耳介を走行するたくさんの神経が血流の改善を感知し、脳に伝達するからです。

この耳介の血液循環が何らかの理由で悪くなると、耳介の神経も影響を受け、頭痛を引き起こしたり肩こりにつながるのです。

耳介の皮膚の構造は、主に2層あるとイメージしてください。

皮膚の表面に近い皮下浅部《ひかせんぶ》には細い末梢神経と毛細血管、皮脂腺、リンパ管が細かく

分布しています。

そして深部の皮下組織には、より太い神経と血管が通っています。

なぜこのような耳の皮膚の構造について詳しく説明するかというと、皮膚の浅部と深部のどちらの層に効かせたいかによって、耳を刺激する際の強弱や、さする、引っ張るなどの手技が変わってくるからです。

また、耳は皮下脂肪が少ない組織のため、触れるとすぐに神経に刺激が伝わりやすいという特徴があります。

刺激を与えたいからと、耳を強くもめばもむほど効果が出るというわけではなく、どのような症状に、どう効かせたいかを意識しながら「耳ストレッチ」をして、はじめて確かな効果を得ることができるのです。

耳介にはたくさんの神経が通っていますが、これは聴覚と直接関係する内耳神経ではありません。実は脳神経や脊髄《せきずい》神経が走行しており、耳介は大きく4つの神経支配領域に分けられます。

・迷走《めいそう》神経領域……心臓、肺、気管支、消化管、胸腹部の内臓、喉、味覚などの働きに

（図表3）耳に関係する神経エリア

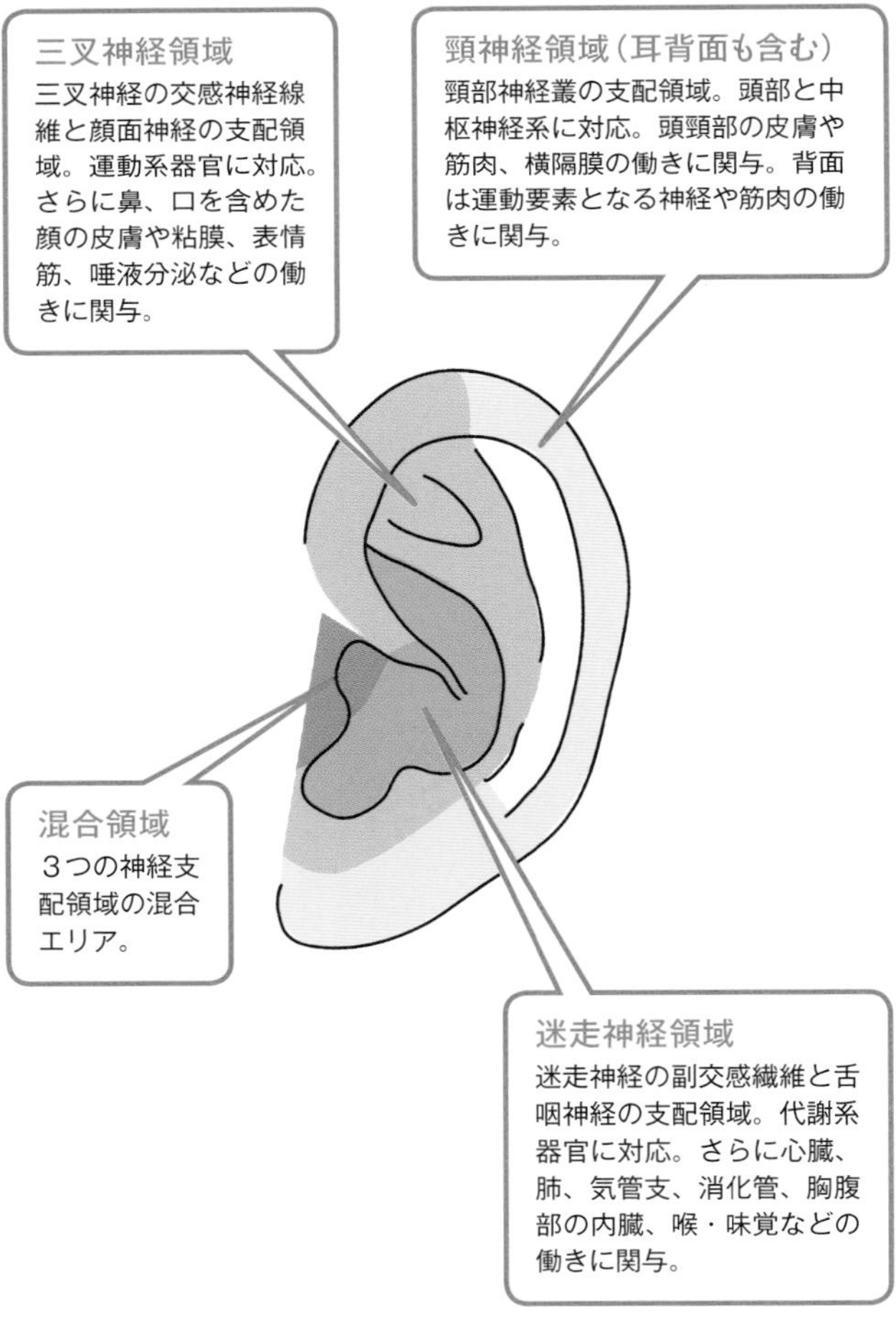
三叉神経領域
三叉神経の交感神経線維と顔面神経の支配領域。運動系器官に対応。さらに鼻、口を含めた顔の皮膚や粘膜、表情筋、唾液分泌などの働きに関与。
頸神経領域（耳背面も含む）
頸部神経叢の支配領域。頭部と中枢神経系に対応。頭頸部の皮膚や筋肉、横隔膜の働きに関与。背面は運動要素となる神経や筋肉の働きに関与。
混合領域
3つの神経支配領域の混合エリア。
迷走神経領域
迷走神経の副交感繊維と舌咽神経の支配領域。代謝系器官に対応。さらに心臓、肺、気管支、消化管、胸腹部の内臓、喉・味覚などの働きに関与。

関係
・三叉《さんさ》神経領域……鼻、口を含めた顔の皮膚や粘膜、表情筋、唾液の分泌などの働きに関係
・頸《けい》神経領域……首の皮膚や筋肉、横隔膜《おうかくまく》の働きに関係
・混合領域……前述の3つの神経支配領域の混合域

と、脳や身体の働きを司る重要な神経がたくさん集まっているのです。これらの神経が耳介のどの部分に通っているかをまとめたのが図表3です。

耳介には三叉神経が通っていると述べましたが、「熱い、冷たい、痛い」といった感覚や何かに触れた感触、自分の身体の動きなどはすべてこの三叉神経（第V脳神経）から視床《ししょう》を通じ、大脳皮質《だいのうひしつ》の中心後回《こうかい》（頭頂葉《ぜんとうよう》の前側）という部位に伝わります。

中心後回は、身体の各所から体性感覚を受け取る場所で、そこで情報を統合し、感覚に対しての反応動作などの指令を身体各所に送ります。

ということは、耳介に触れることで大脳皮質に情報が伝わり、中心後回から感覚に対応する反応が各所に再送信されると考えられます。つまり、耳をストレッチすることで

遠い部位へのアプローチも可能になるわけです。

音を聴く、平衡感覚を保つ「耳」の働き

耳のそもそもの役割は、大きく分けて2つあります。1つは音を聴く聴覚、もう1つは身体の平衡感覚を保つ平衡覚としての役割です。

音は外耳で集められ、鼓膜・耳小骨経由で内耳の蝸牛に空気伝導として伝えられます。このとき、蝸牛で電気信号に変換される「気導」と、音が頭蓋骨を通して伝わる「骨伝導」という2つのルートがあり、この2つの音伝導の時間差と強さによって、音の高低や音源の聞き取りができるようになります。さらに蝸牛で電気信号に変換された音は、蝸牛神経を通じて脳の視床へ至り、側頭葉《そくとうよう》の聴皮質に届く。これが「聴覚」です。

そして聴覚は、耳で集めた音を脳に届けることで、私たちの行動に影響を与えます。それが楽しい音楽なら踊りだすでしょうし、危険を知らせる音ならその場から立ち去るでしょう。また、唾液や胃酸分泌をはじめとした食欲や消化吸収に関わったり、その他

内臓全般の活動、ホルモンの分泌にまで影響しているのです。

一方、平衡覚は、身体を動かしたり乗り物に乗って頭部に回転や傾きが生じたとき、重力に負けないように姿勢を維持するのが主な役割です。平衡覚の情報は、耳の奥の前庭神経・蝸牛神経から内耳神経となり大脳皮質へ送られ、一部は直接小脳皮質に送られます。

私たちが普通に見ている外界の映像は、頭を動かしても視覚映像はブレませんよね。これは、平衡覚が眼球に運動情報を提供することで、いわゆるカメラなどについている手ブレ防止機能を働かせているのです。

めまいや吐き気、嘔吐《おうと》、頭痛、冷や汗などの自律神経症状も、前庭神経の働きが乱れ、自律神経中枢に異常な平衡覚の刺激が送られることによるものです(前庭自律神経反射)。聴覚と平衡覚という耳の持つ2つの特殊感覚が、私たちの日常にどれだけ大きく関わっているかを知ると、たかが耳、されど耳、長く大切に扱わなければいけない器官だということを改めて実感していただけるのではないでしょうか。

（図表4）耳の構造

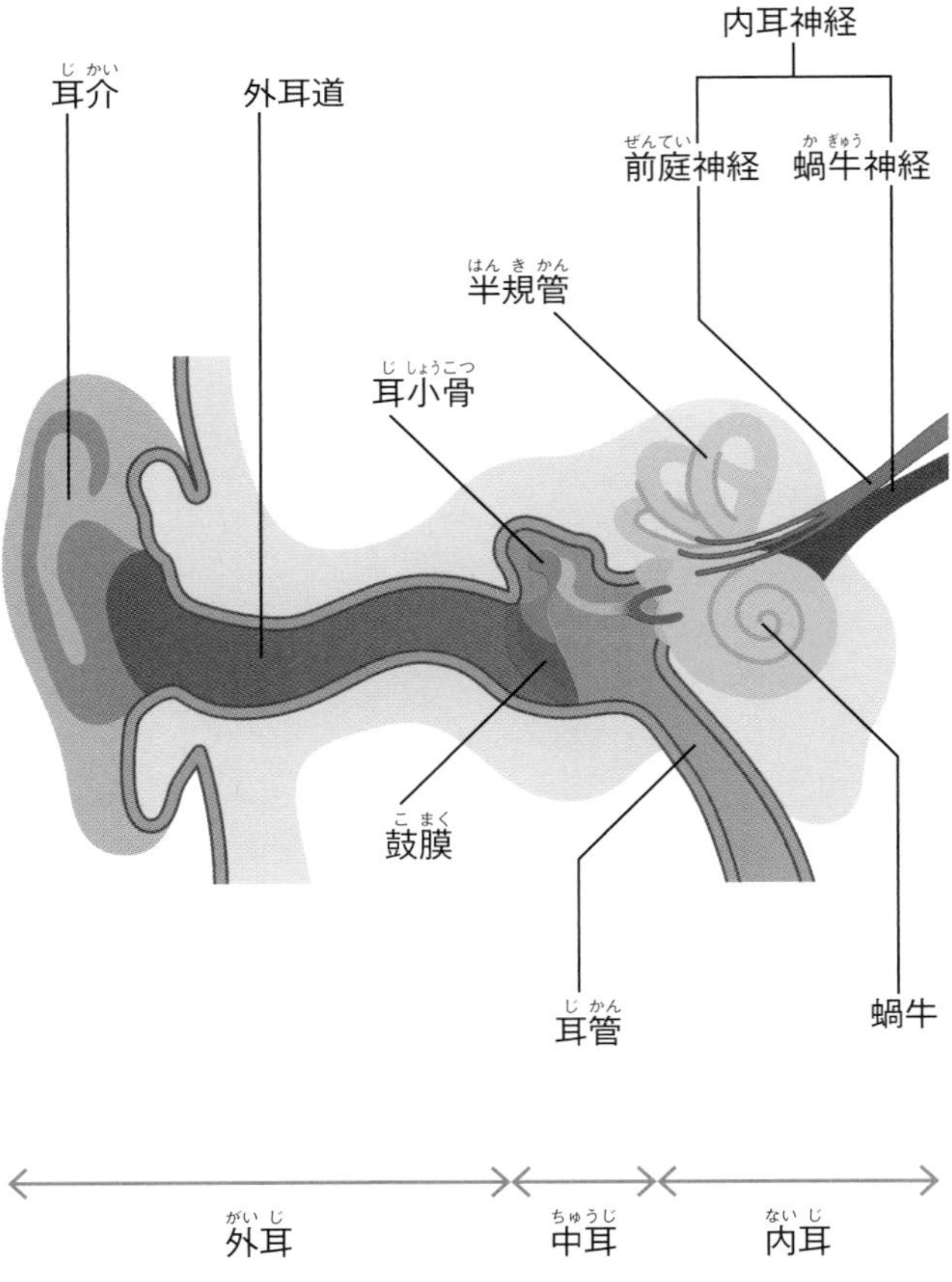
内耳神経
耳介《じかい》
外耳道
前庭《ぜんてい》神経
蝸牛《かぎゅう》神経
半規管《はんきかん》
耳小骨《じしょうこつ》
鼓膜《こまく》
耳管《じかん》
蝸牛
外耳《がいじ》
中耳《ちゅうじ》
内耳《ないじ》

耳は認知機能とも関連している

脳に近く、脳神経がいくつも分布している耳介を持つ耳。そして内部には、音や空気の流動の感知、平衡感覚を司るなど、快適な日常を過ごすための重要な機能が備わっています。だからこそ、老化とともにこの器官の機能が衰えてくると、脳への情報伝達が鈍くなってしまいます。

老化に伴う難聴は、耳の蝸牛の中にある有毛細胞がダメージを受けることが原因の1つとされています。この有毛細胞の再生は難しいのですが、血流を回復させることで機能を維持するよう働きかけることはできます。そのほかにも認知症や物忘れなど、脳や認知の衰えを感じる場合は、ぜひ日頃から「耳ストレッチ」を実践していただければと思います。

私自身、「耳」が認知と深く関わっていると実感した経験があります。

もう20年以上前になりますが、脳梗塞を患い、失認・失語症になってしまった70代の

Bさん（男性）の訪問看護を担当していました。Bさんは、テレビや身のまわりの物の名前、奥様の名前さえも出てこず、対象を指さして、「〇〇ビ」「〇〇代」と、最後の1、2語のみを絞り出すように発語しては、伝わらないジレンマと怒りから、よく癇癪《かんしゃく》を起こしていました。

失語症のリハビリとして舌や口腔《こうくう》のマッサージを取り入れていたのですが、失認のほうがなかなか改善せず、徐々にイライラを募らせるようになったBさんは、とうとう口をギュッと結んで顔は怒りの表情、口腔マッサージを拒否するようになってしまったのです。

Bさんはもともと少し難聴気味だったこともあり、私は耳元で「リハビリを受けてくれませんか？」とお願いしました。そのとき触れたBさんの耳の硬さに驚きました。それだけではありません。肩や首もガチガチの状態です。

私は反省しました。失語症の方が自分から肩こりのつらさを訴えるなんてできるわけもなく、それに甘んじて私たち看護師はその部分に介入してこなかったのです。これだけ首や肩がこって、耳も耳まわりも硬ければ、口を開けるのもつらかったのではないで

しょうか。

　当時、私にはすでに耳たぶが頭部であるという耳介反射学の知識がありました。そこでBさんの車椅子の後ろに回り込み、肩を少しもんでから耳に触れ、まずは耳介全体、特に耳たぶがやわらかくなるようにほぐしていきました。

　耳を強くもむと、ものすごく痛いのか、はたまた幼少時に体験した叱られるとき耳を引っ張られるといった嫌な記憶がよみがえるのか、頭を振って耳もみを嫌がり、怒り出すこともありました。それでも様子を見ながら耳やその周辺をマッサージしていると、心地よくなってそのまま眠ってしまうこともありました。

　そんなことを数回続けていると、次第にBさんの発語数が増えてきたのです。テレビ画面に映した大好きなカラオケの歌詞を追いつつ、歌えるようになってきました。表情も明るくなり、こちらの問いかけに対してさまざまな表情が見られるようになり、癇癪も減ってきたのです。何より、出てこなかった奥様の名前が10回に1回はいえるようになり、それが皆の喜びになりました。

　Bさんの劇的な変化は、「耳」がきっかけでした。認知機能の改善に「このツボや反射

区が効く」とは断言できないのですが、全体的に耳をほぐしてやわらかくすることで、耳に通っている神経から脳への伝達がスムーズになり、大脳を介して全体的に身体能力の向上につながってくるのではないか、と私は考えています。たとえていえば、断線しかけていた線がつながるような、凍っていた氷が溶けだしていくような感覚です。

それ以来、私は脳梗塞後のリハビリや認知症の方のお家を訪問する際、必ず耳と首、肩をさわるようにしています。明らかに介入前後で変化するのがわかります。

麻痺《まひ》や疼痛《とうつう》がある部分は、あわせて反射区を刺激することで、身体の可動域や動作力の向上に変化が出ることもあります。認知症の方、脳疾患後リハビリをされている方々は、医師に相談のうえで、ぜひとも「耳ストレッチ」を試してみていただければと思います。

医師の研究から生まれた耳介療法

ここからは「反射区（ツボ）」という視点から、耳について説明していきます。これは

「耳介療法」といわれており、「ノジェ式（フランス式）」と「中国式」があります。

「ノジェ式」は、フランス人医師であるポール・ノジェの研究から生まれました。

地中海地方に1000年以上前から伝わる、坐骨神経痛《ざこつしんけいつう》に対する耳の焼灼《しょうしゃく》療法（お灸のように焼きごてで耳を刺激する治療法）にヒントを得た彼は、1951年から耳介療法の研究をはじめました。耳介は身体全体を投影しており、耳介への刺激で身体のあらゆる部位を治療できるという仮説のもと、耳のそれぞれのツボとほかの身体部位の関連を長年にわたり検証し、耳介の身体投影マップを完成させました。

1968年に耳介療法の基礎を確立して発表しましたが、その研究はなかなか受け入れられませんでした。しかし、自律神経失調による諸症状や内臓の反応には明らかな変化が見られたため、耳への刺激と脈拍の関係を測定するなど、医学的評価につながる研究を進めていきました。1981年には『耳介療法から耳介医学へ』（原題：De L'auriculothérapie à L'auriculomédecine）を著して多くの実験成果と実証を発表しています。

その後、耳介療法は、彼の息子であるラファエル・ノジェをはじめとする多くの研究

者により、鎮痛効果や抗炎症効果、心の問題を含めた神経生理学的な研究成果が報告されています。

1990年には、耳介治療に携わるワーキンググループがWHO（世界保健機関）に招集され、国際的に使用される耳介治療の用語の標準化に向けて、43個の耳介治療ポイントが決められました。

今では多くの医療の現場で耳介療法が取り入れられるようになりましたが、それはノジェの功績によるものです。

耳介療法は、自律神経の働きを正常にすることで心身のバランスを整える際にも役立ちます。自律神経には、活動的なときに優位になる交感神経と、リラックスしているときに優位になる副交感神経の2種類があり、耳介の反射区や刺激の仕方次第で、交感神経、あるいは副交感神経に働きかけることができるのです。

また、東洋医学においても、耳介には多くの反射区（ツボ）が集中しているとしています。中国最古の医学書といわれる『黄帝内経』にも耳ツボが紹介されています。

洋の東西を問わず、「耳は耳だけでなく全身に影響を与える」という見方があることは、

大変興味深いですね。

「耳は全身の縮図」という考え方

耳の反射区が身体のどこに投影するかを示したのが「反射区マップ」です。

耳の反射区には、「ノジェ式」と「中国式」とがあります。

「ノジェ式」では、耳介のどの部分に刺激を与えると、身体のどこに効果があるかをもとに作られています。

一方、「中国式」では、耳のツボや反射区は、逆さまになった胎児の器官や身体部位に対応していると考えます。

両者ともに、「耳垂＝頭と顔」「舟状窩＝上肢」「耳甲介＝内臓」といった点は共通しているのですが、「ノジェ式」では「三角窩＝下肢」、「中国式」では「三角窩＝骨盤内臓器」とするなど、いくつか違いがあります。

現代では、「ノジェ式」か「中国式」かと分けて考えるのではなく、両者を統合したも

(図表5) 耳介療法における「耳=身体」というとらえ方

「ノジェ式」

耳のポイントに電気刺激を与え、体に効果があった場所を反射区としている

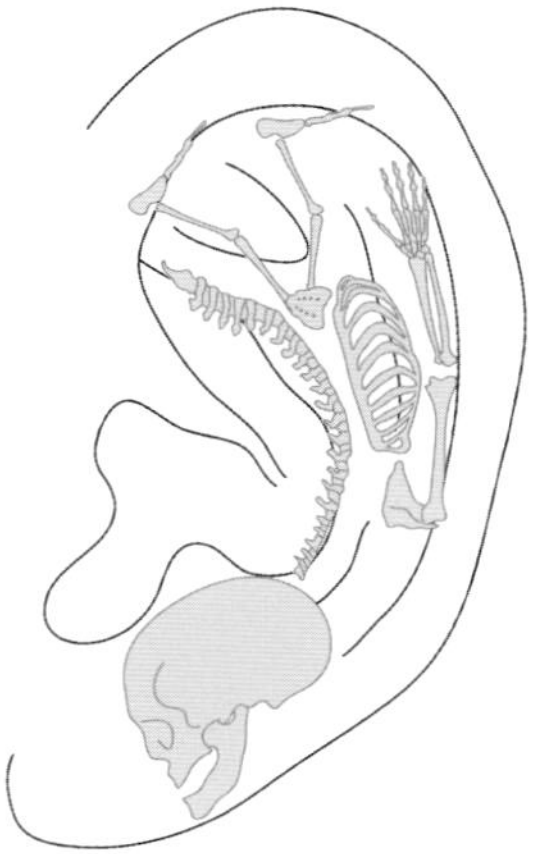

「中国式」
逆さまになった胎児

耳を「逆さまになった胎児」ととらえ、反射区を配置している

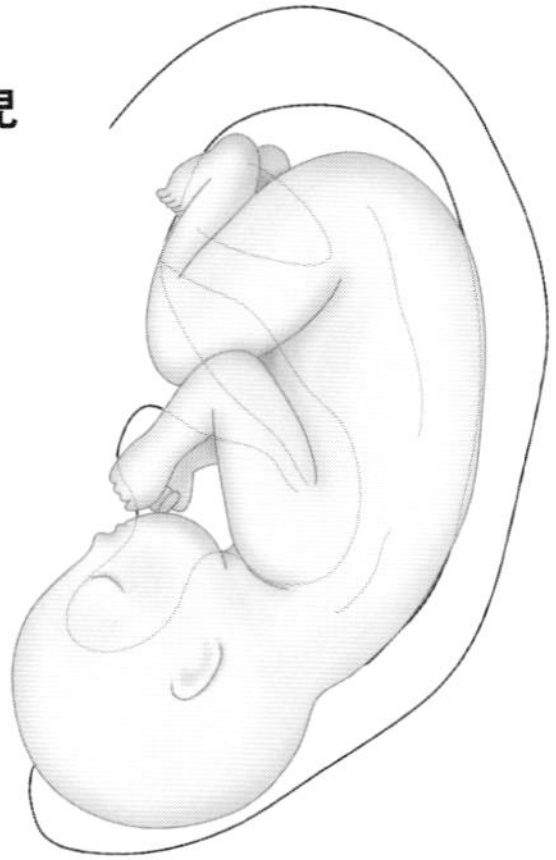

のを参考にしながら、それぞれにあった反射区を刺激していくという考え方が主流になっています。

この本では、私の二十数年間の経験も踏まえた「耳の反射区マップ」(口絵参照)をもとに、刺激するポイントを紹介しています。

耳たぶの反射区の特徴

耳介全体には、身体全体を投影する反射区やツボが網羅されています。なかでも頭部にあたる耳垂、いわゆる耳たぶという部分は、身体臓器以外の区分けがあります。この耳たぶの反射区を使うのも効果的です。

耳たぶの大きさは人それぞれ違いますが、大きさに関係なく、この配置を当てはめてみていきましょう。

ここでは、「ノジェ式」と「中国式」の耳たぶのツボ配置を紹介します(図表6)。「ノジェ式」は感情コントロールのツボを配置し、「中国式」は頭部各所の器官が細かく配置さ

れているのが特徴です。

心臓の状態は耳たぶにもあらわれる!?

アメリカでは、耳たぶは心臓のあらわれとして診ることが多く、ある看護学校の授業では、患者さんの耳たぶを基本の観察事項の1つとして教えています。主に、耳たぶの張りとシワの有無を診るのですが、左右でその意味合いは少し違います。

心臓が左にあることから、左耳たぶに張りがなく、シワがあらわれている場合は、心臓の臓器そのもの、もしくはその機能にトラブルが起きている可能性を考えます。具体的には、血圧異常、狭心症、動悸、不整脈、心筋梗塞、弁膜症などです。そこで、左耳にシワがある方には、胸部に何か違和感がないか自覚症状の有無を伺い、血圧や脈の確認を行います(生まれつきシワがある場合は特に気にしなくていいのですが、心臓及び血管系は強くない可能性があり、日頃から少し注意をしておいたほうがよいかもしれません)。

（図表6）耳たぶの反射区マップ

「ノジェ式」の耳たぶの反射区マップ
5つの感情抑制点と1つの神経ゾーンを配置している。

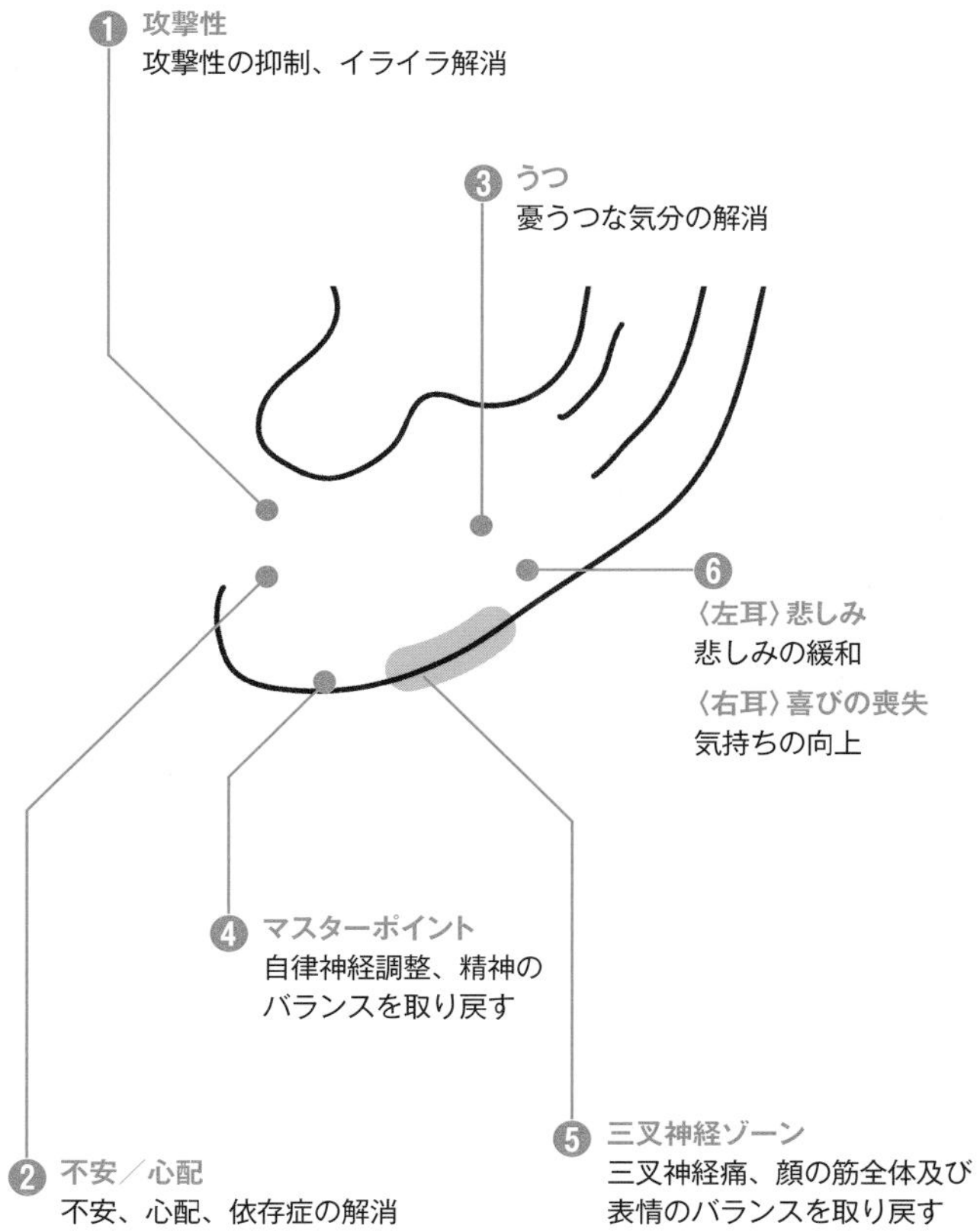

「中国式」の耳たぶの反射区マップ

耳たぶの自然な境界線を利用し、
3本の水平線と2本の垂直線を引き、耳垂を9区分にする。
この9区分に顔に関するツボを11配置している。
主に歯痛や、三叉神経痛、リンパや眼の炎症に効果を発揮する。

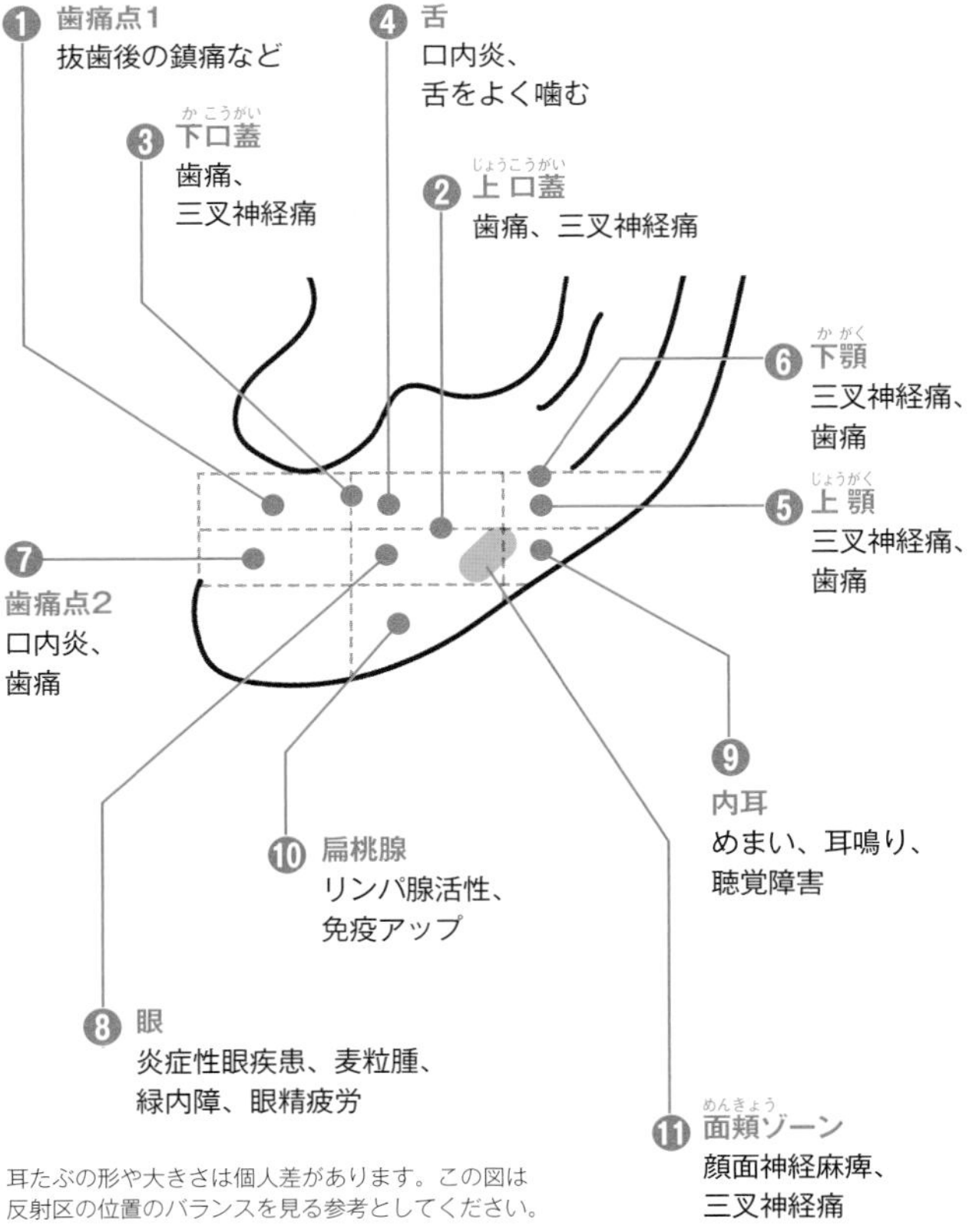

耳たぶの形や大きさは個人差があります。この図は
反射区の位置のバランスを見る参考としてください。

右耳たぶの場合は、器質性の心臓のトラブルではなく、心労やストレスによる心臓の負担が考えられます。胸が張り裂けそうな悲しみや別れ、喪失といった胸を痛めるような事柄、ショックな出来事、立場を揺るがされるような不安などがある場合、右の耳たぶに変化があらわれるとしています。

医学的に見ても、耳には多くの情報があらわれているのですね。

コラム

耳は脳につながっている

私たちの五感のうち、聴覚は最後まで残っている、と聞いたことはありませんか？ 死の間際にある人は、たとえ意識はなくても耳は聞こえており、それが脳にも影響を与えている可能性があるそうです。

病院に勤務していたとき、そんな聴覚のすごさを感じた、忘れがたい経験があります。

中学生のときに部活の練習中に倒れ、昏睡《こんすい》状態が8年続いている、Cさんという患者さ

んがいました。

その間、Cさんの父親は毎朝、毎夕、仕事の前後に病室を訪れ、1時間新聞の読み聞かせを行っていました。一方、母親はCさんに日々の出来事をたくさん語り、ニュースの感想を話しかけたり、彼が当時好きだった音楽を流したり、手足をさすりながらラジオを流し続ける、ということを続けてきたのです。

「身体は動かなくても、耳は聞こえている」とご両親は信じ続けていました。

私が担当になったのはその8年目。はじめて会ったCさんは、母親の献身的な介護とリハビリの成果で関節の拘縮《こうしゅく》もなく、まるで穏やかに昼寝をしているかのようでした。

医師たちは誰もがこのまま回復するはずがないと思っており、「そろそろ転院を」とご家族に提案していました。しかしご両親は、「ニュースを聞いているように思う。わずかながら反応がある気がする」というのです。ならばと私もひたすらCさんの観察を続け、いろいろ話しかけるようになりました。

するとあるとき、「部長回診なのでベッドを整えますね」と話しかけたら、Cさんの眉《み》間《けん》が動いた気がしたのです。その後も、担当医でなく部長医師が来ることを伝えると、

表情が動くように見えました。

　また、Cさんは尿管カテーテルではなくおむつで排泄をしていたのですが、ダメもとで、水のせせらぎをイメージして鈴を鳴らしながら尿器を当てるという排尿トレーニングもはじめました。スタッフからは賛否両論でしたが、できる範囲で根気よく続けているうちに、鈴を鳴らすと排泄に反応が出るようになったのです。ご家族とともに万歳しつつ、「これは、もしかしたらいけるかも!」という希望が出てきました。

「聴覚は生命の鼓動と一緒に働き続ける。声は脳に届いている」ということを、ひたすら信じてCさんの看護を続け、４カ月たったころです。Cさんにいくつか小さな変化が出てきました。

　指先がわずかながらに動く。流動食を入れるとき、つらそうな表情をする。回診のときは、「部長」という言葉が嫌いなのか、表情が変わるのです。

　聴覚へのアプローチだけでは少し決め手に欠けるような気がして、さらに嗅覚や味覚を使った方法も取り入れました。流動食を入れるときに、鼻のそばで焼き鳥のタレやラーメンスープの匂いを漂わせたり、梅干しやレモン汁をごく少量口に入れたり、チョコ

レートを口唇に塗ってみたり。母親が作ってきたCさんの好きなおかずも使ってみました。

そこからの回復は、驚くほど早かったのです。1年近く経過したころ、問いかけに対して唸《うな》り声のような声を発し、手の指の動きがはじまり、Cさんは静かに起きはじめました。その後は3年以上も大変なリハビリを続け、車椅子に座れるようになり、退院してリハビリ専門の施設へ移っていきました。

脳神経の1つである聴神経、そして生命の最初から最後まで働き続けるという聴覚。それを1日も欠かさず、あきらめずに維持し続けたことが、奇跡を起こしたのだと思います。のちにCさんに「お父さんが新聞を朗読する声は聞こえていたの?」と聞くとうなずき、「部長のことは嫌いだったの?」という問いには苦笑いしていました。

これは私の推測ですが、きっとCさんはずっと起きていて、一緒にリハビリに参加していたのではないでしょうか。そして奇跡を信じていた私たちを尻目に、回復なんてあるわけがないと転院を促し続けた部長の声が聞こえていたのかもしれません。

もちろん、このような奇跡は誰にでも起きるとはいえません。また、それを支えるご

家族や医療スタッフも、同じようなことができるわけではありません。しかし、Cさんとご両親と過ごす中で、身をもって耳の力を知ったことは、セラピストという道に進み、耳と聴覚を使ったオーリキュラーセラピーを行うようになった今、私の確かな自信となっています。

日常生活では、耳を通してさまざまな情報が入ってきます。

私たちは、目は自分の意思で閉じることはできますが、耳は耳栓をするなどしてふさがなければ、音を遮断することができません。心地いい音、不快な音……それらは私たちが思う以上に脳や心に影響を与えています。だから、私は「耳からの情報によって未来が変わる」とすら思っています。

1つ惜しいのは、当時耳の反射区のことを知っていたら、もっと早く変化が起こせていたのかもしれないということ。タイムスリップできるなら、「耳ストレッチ」をしに行きたい！

30年前のお話でした。

第3章

1分で全身がスッキリ!

基本の「耳ストレッチ」

時間は1分！　むしろやりすぎないで

いよいよ「耳ストレッチ」実践編に入りましょう。

この本で紹介する「耳ストレッチ」には、

・朝の耳ストレッチ

・メイク前、マスク装着前の耳ストレッチ

・マスク中の耳ストレッチ

・全身の耳ストレッチ

の4つの「基本の耳ストレッチ」と、身体や心の不調、美容の悩みに効く「症状別耳ストレッチ」があります。

前章で耳の詳しい反射区やツボのお話をしてきましたが、基本的に指を使って行う「耳ストレッチ」では、細かいツボをピンポイントで刺激するというより、大体のエリアを

刺激するため、誰でも簡単に行えます。

ただし、いくつか注意点があります。

1つは「やりすぎはNG」ということ。

耳を刺激する時間は、片耳につき1分程度で充分です。耳にはたくさんの血管が通っているため、耳を引っ張ったりもんだりすることで血行がよくなりすぎると、かえって頭痛が起きたりすることがあります。耳に触れる時間は1分を超えないようにしてください。

時間を置いて、1日に数回「耳ストレッチ」を行うことは問題ありません。

「毎日やらないとダメですか?」と質問を受けることもあります。もちろん毎日続けていれば効果を実感できますが、調子がよければやらなくてもかまいません。また、すべての工程を行わなくても大丈夫です。

最初は、「基本の耳ストレッチ」を行い、その後「症状別耳ストレッチ」を試してみて、ご自身にあった「耳ストレッチ」や部位、その日の体調に合わせた刺激の仕方を工夫してみてください。

「耳ストレッチ」のコツは力加減にある

もう1つの注意点は、力加減。前にも述べたように、必ずしも強い刺激を与えることが、効果的とは限りません。私は力加減の目安として、「弱」は70～100g程度、「強」は200～250g程度の圧で刺激するように伝えています。

でも、自分で何gの圧かを知るのは難しいですよね。そこでおすすめなのが、キッチンスケール（はかり）に指を置いて圧をかける方法です。これなら自分の力加減がどれくらいかを簡単に知ることができます。自分では「弱」のつもりでも、意外に圧をかけている人が多いので、一度自分の力加減をチェックしていただければと思います。

ちなみに、反射区やツボを押して行う「耳チェック」（第5章参照）の場合は、綿棒を使います。その場合の圧は30g程度です。「耳チェック」は普通の綿棒より細いベビー綿棒を使うほうが、力を入れすぎないのでおすすめです。

（図表7）自分の力加減を知る方法

（指を使う場合）

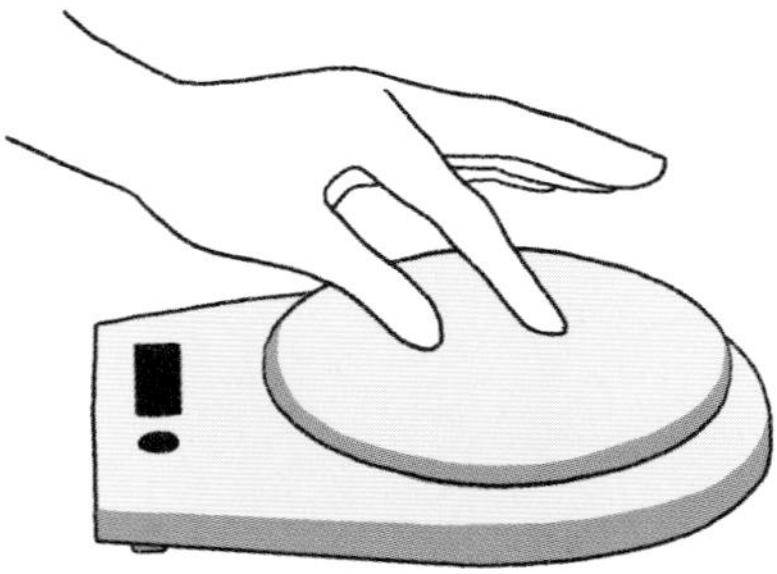

（綿棒を使う場合）

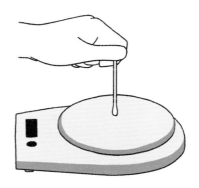

キッチンスケール（はかり）を指や綿棒で押すと、自分の力加減を知ることができる。
30ｇ、100ｇ、250ｇになるように押してみて、どのくらいの力加減かをチェックする。

基本の耳ストレッチ

1 朝の耳ストレッチ

朝、起きたときにおすすめの耳ストレッチ。寝たままの状態でも、起きてからでもＯＫ。眠気が吹き飛び、朝から活動的に動けます。

① こめかみに軽く中指を当て、3~5回深呼吸する。

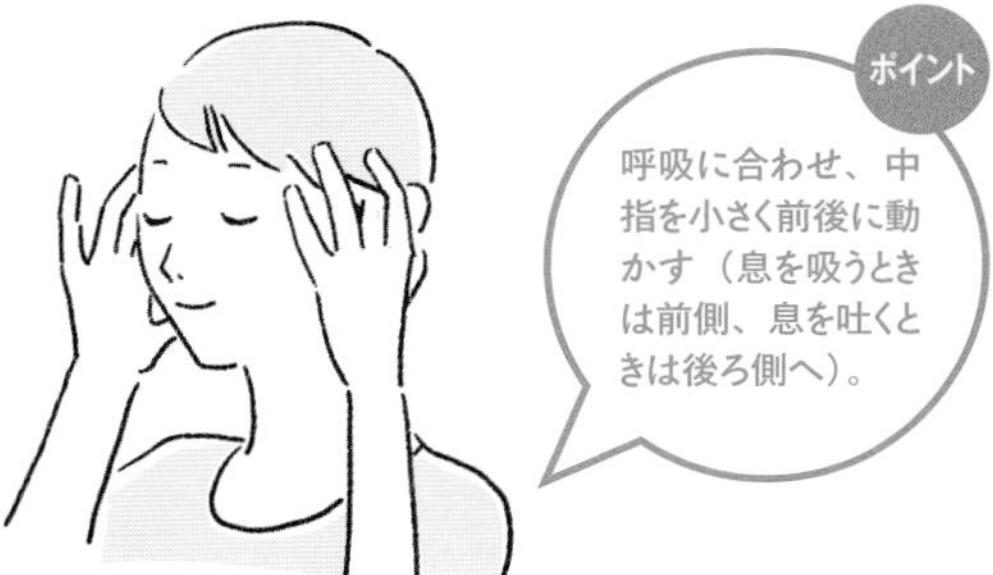
ポイント
呼吸に合わせ、中指を小さく前後に動かす（息を吸うときは前側、息を吐くときは後ろ側へ）。

② 耳たぶを軽く持ち、約5秒間下に引っ張る。これを2回繰り返す。

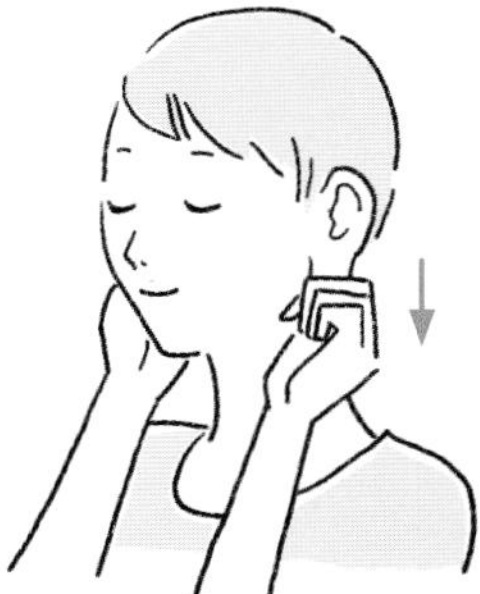

③ 人差し指と中指のあいだを広げ（Vの字の状態）、耳の前と裏側から付け根をはさむ。手のひらを顔にピッタリと吸い付かせるようにして、耳まわりの皮膚や頬をほぐすように後ろ側に大きく数回まわす（3〜5回）。

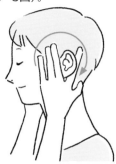

④ ③でそえていた人差し指で耳介を裏側から折りたたみ、耳をふさぐ（耳の裏側を伸ばすような感じ）。5〜10秒ふさいだら、指をパッと離す。

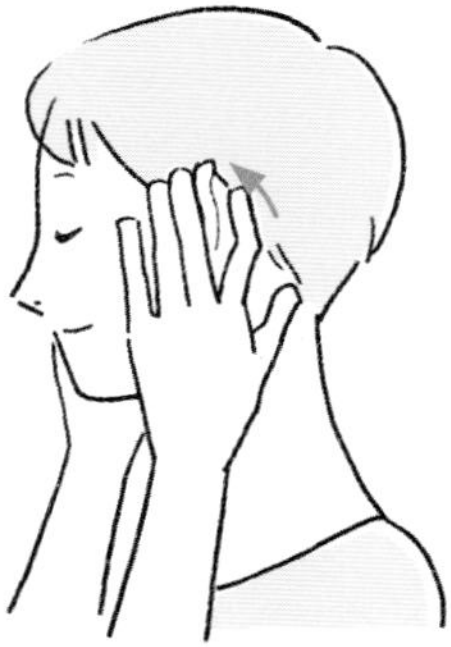

基本の耳ストレッチ　2 メイク前、マスク装着前の耳ストレッチ

洗顔後に耳ストレッチを行うと顔のむくみがとれるので、頬にマスクのあとがつくのを防げます。ほうれい線が気になる人にもおすすめ。

① 耳介の耳輪部の7箇所を、1箇所3回ずつ、外側に向けて軽く引っ張る。

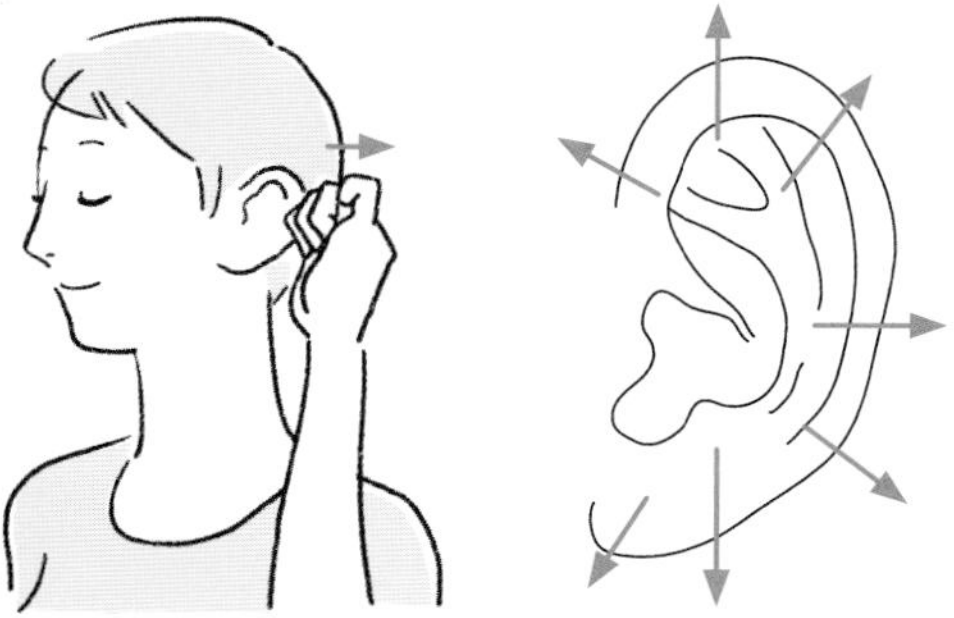

② 耳珠、対珠を3回ずつ軽くもむ。

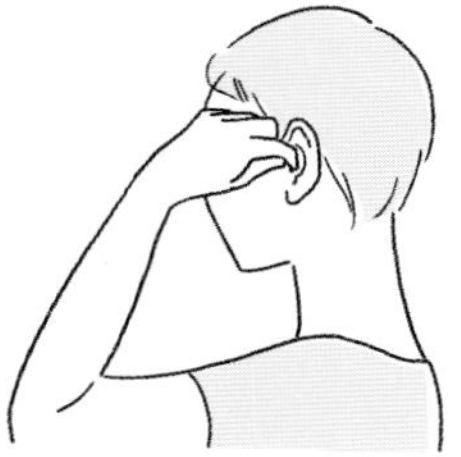

耳珠をもむ

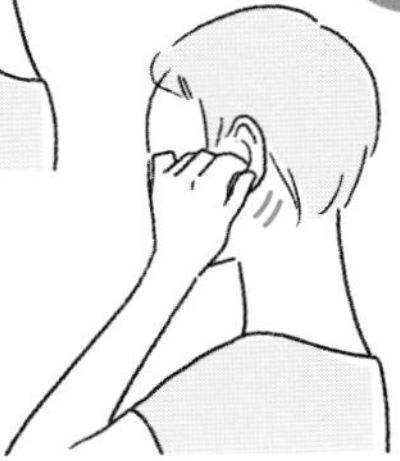

対珠をもむ

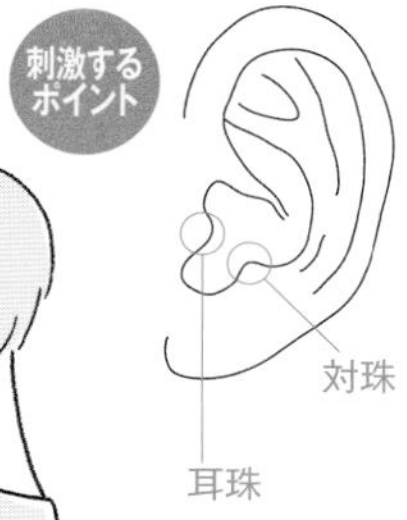

③ 耳たぶの後ろの溝に親指を当て、人差し指を耳と顔の境目に当てるようにして、耳たぶをはさむ。やや上を向いて口をポカーンと開き、小さな2㎜くらいの円を描くように後ろ側にまわす（顔や耳の皮膚を動かすイメージ）。

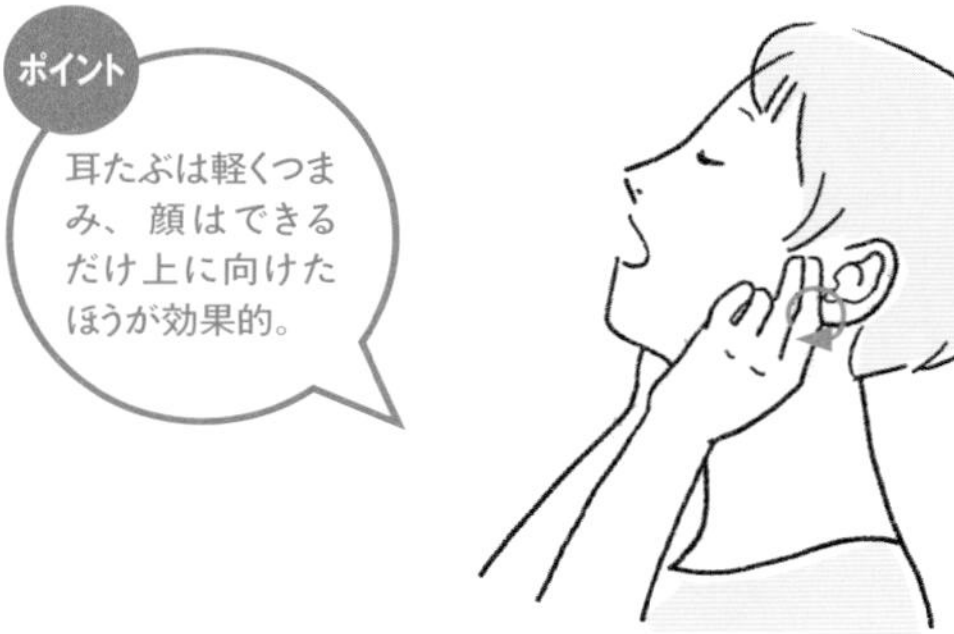
ポイント
耳たぶは軽くつまみ、顔はできるだけ上に向けたほうが効果的。

④ 耳たぶ全体を持ちながら下にスーッと引っ張り、そのまま手を離す。

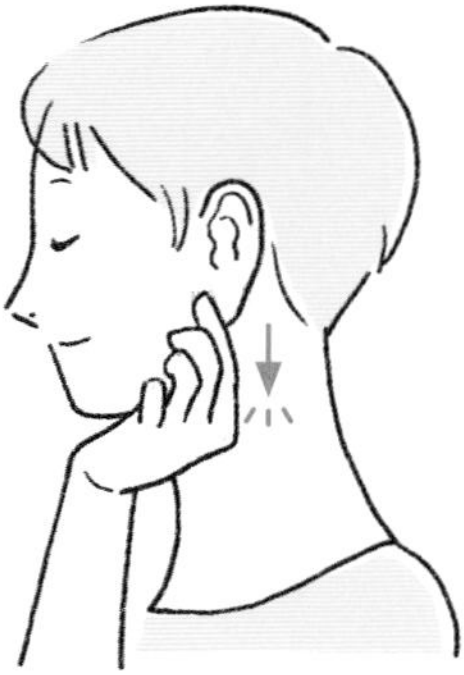

基本の耳ストレッチ

3 マスク中の耳ストレッチ

長時間マスクを装着していると、頭や首・肩まわりの筋肉のこりが気になってくるもの。マスクをしたままでもできる耳ストレッチでリフレッシュしましょう。

① 耳のまわりの毛の生えていない部分をいくつかのパートに分け、中指を使って小さな円を描くように移動させながら皮膚をもむ。

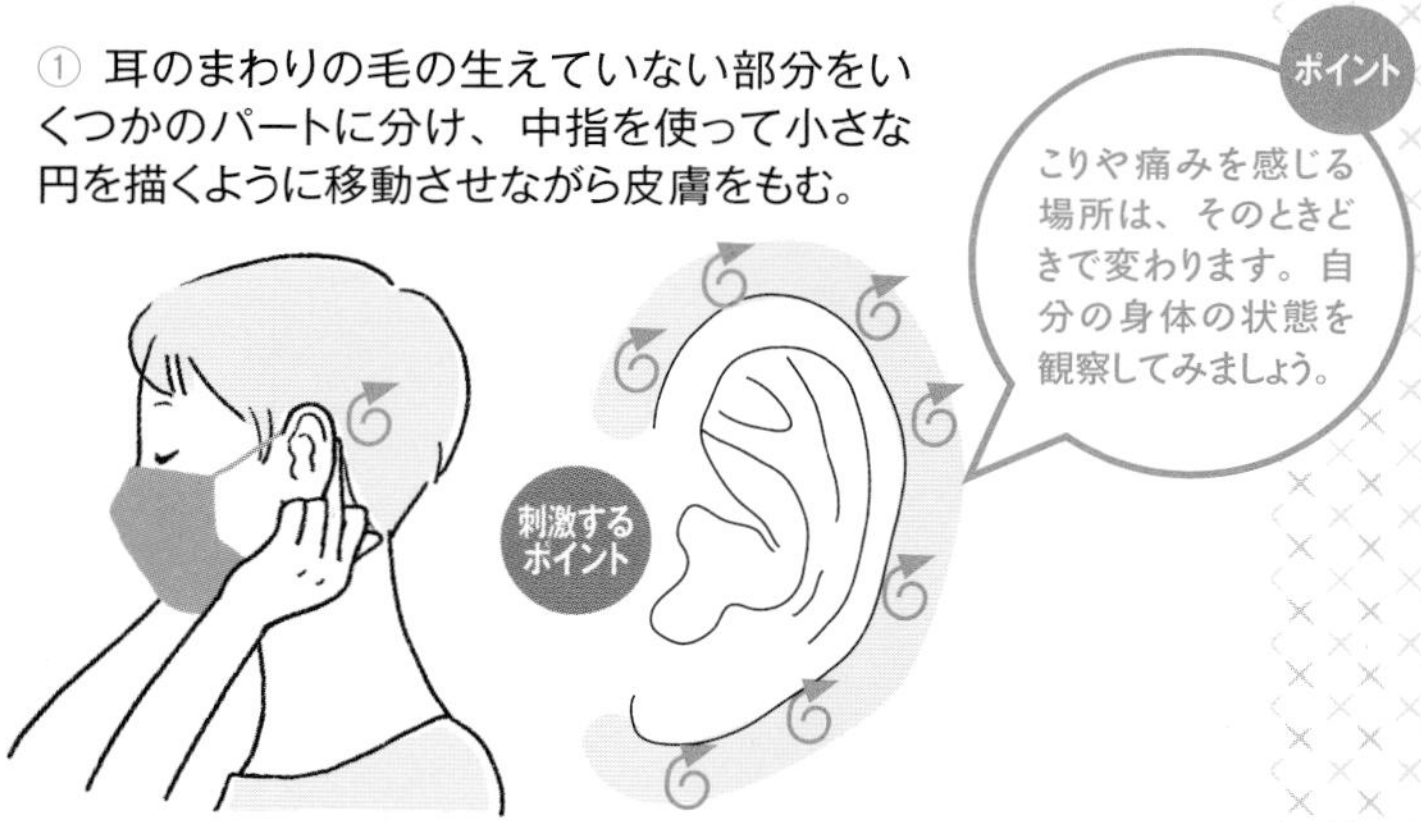
ポイント
こりや痛みを感じる場所は、そのときどきで変わります。自分の身体の状態を観察してみましょう。
刺激するポイント

② 耳介全体を裏表から持ち、耳をやわらかく広げるように、耳たぶ側から上へ優しくほぐしていく（耳の軟骨と皮膚の癒着をはがすイメージ）。

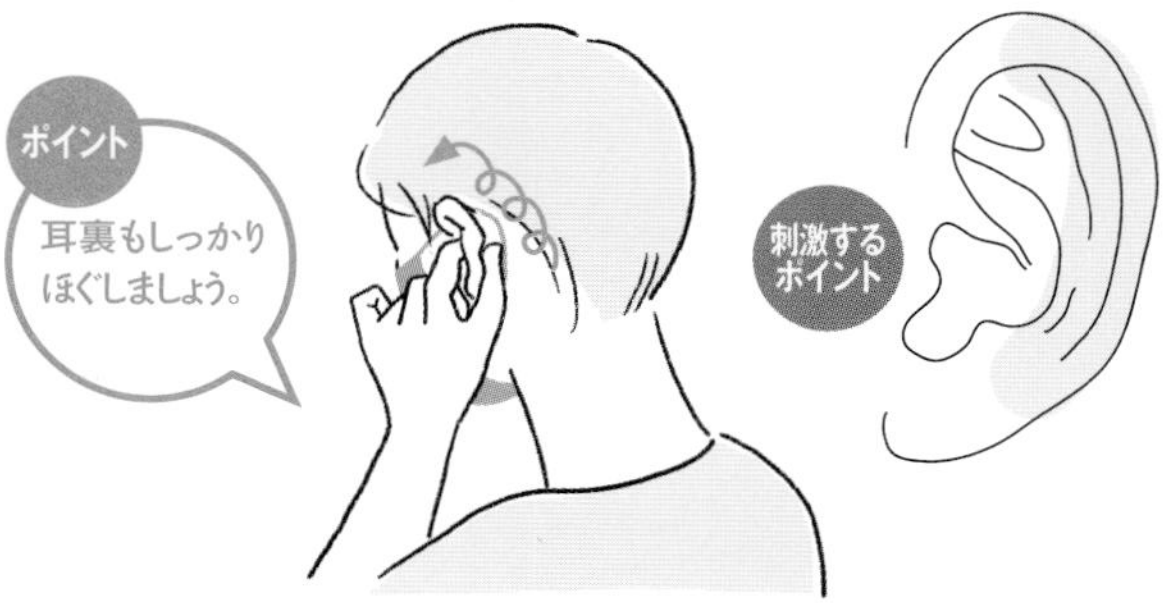

③ 耳の穴をふさぐようにして耳介を裏側から折りたたみ、周囲の音を遮断する。その状態で、人差し指で耳裏をトントントントンと数回叩く（音がしっかり響くくらいの強さ）。

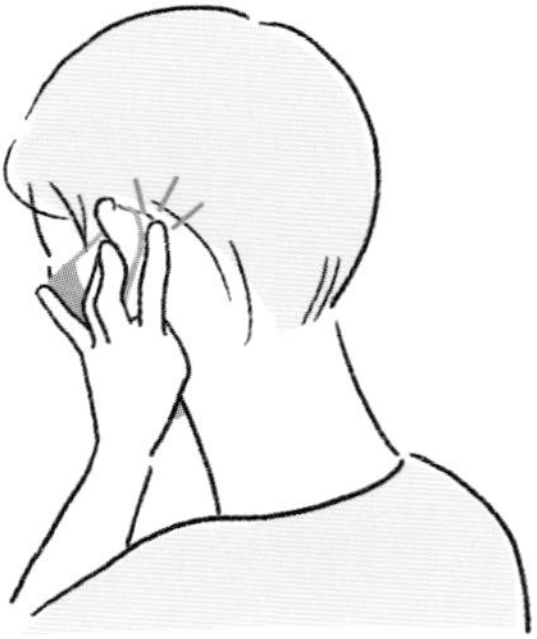

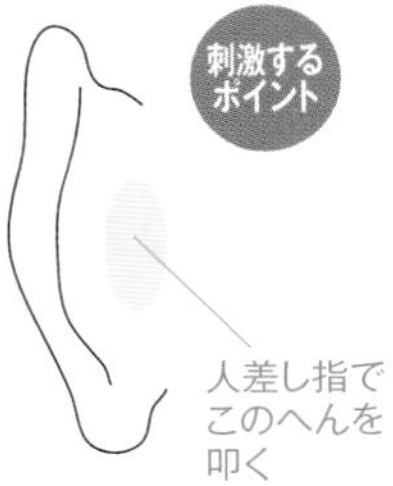

④ 耳たぶを軽くはさんで持ち、手を離さずに下に引っ張る→力を抜く。この動きをゆっくり3回繰り返す（耳全体が引き伸ばされるイメージ）。

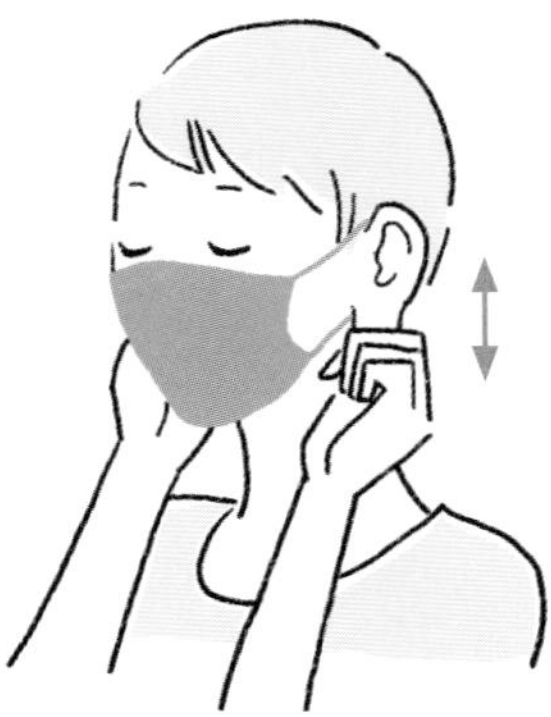

基本の耳ストレッチ　4 全身の耳ストレッチ

主要なポイントをもみほぐすことで全身に働きかける、オールマイティな耳ストレッチ。どのタイミングで行ってもＯＫ。入浴中や寝る前にやるとリラックスできます。

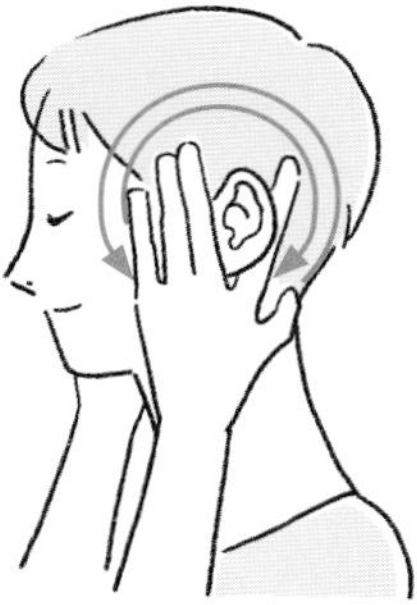

① 人差し指と中指のあいだを広げ（Vの字の状態）、耳の前と裏側から付け根をはさむ。手のひらを顔にピッタリと吸い付かせるようにして、円を描くように耳まわりの皮膚をほぐす（前まわし3回、後ろまわし3回）。

② 対耳輪にある頸椎～尾骨のラインを、下から上へと移動しながら、外側に軽く引っ張る（1箇所3～5回）。

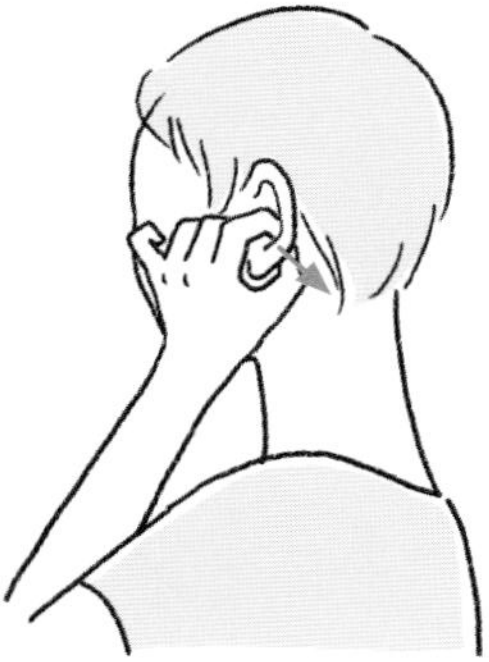

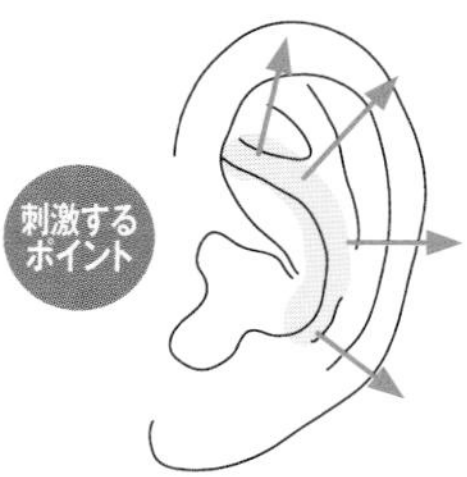

③ 心臓のある耳甲介エリアの耳のくぼみに人差し指を入れ、対珠ごと下側に軽く引っ張る。この動きを数回繰り返す。

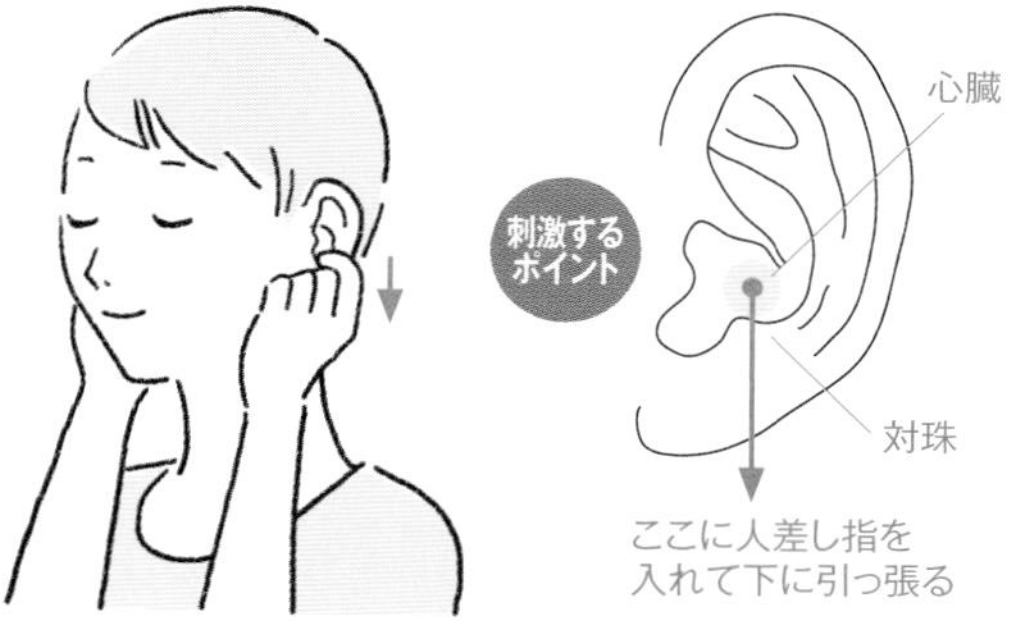

④ 耳介の一番外側のやわらかい部分（頭部・上肢・下肢エリア）を軽くつまみ、ふんわりまわしながら、耳たぶ〜上側まで移動する。

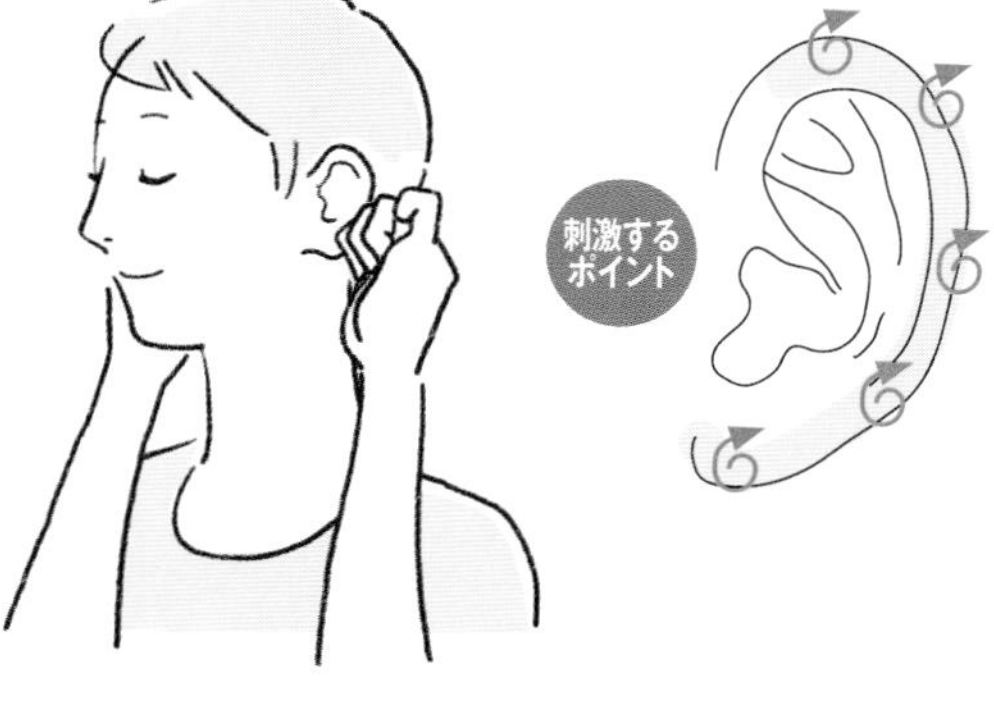

⑤ 神門のツボがある三角窩を耳の表裏から
はさみ、後ろ側に数回まわす。

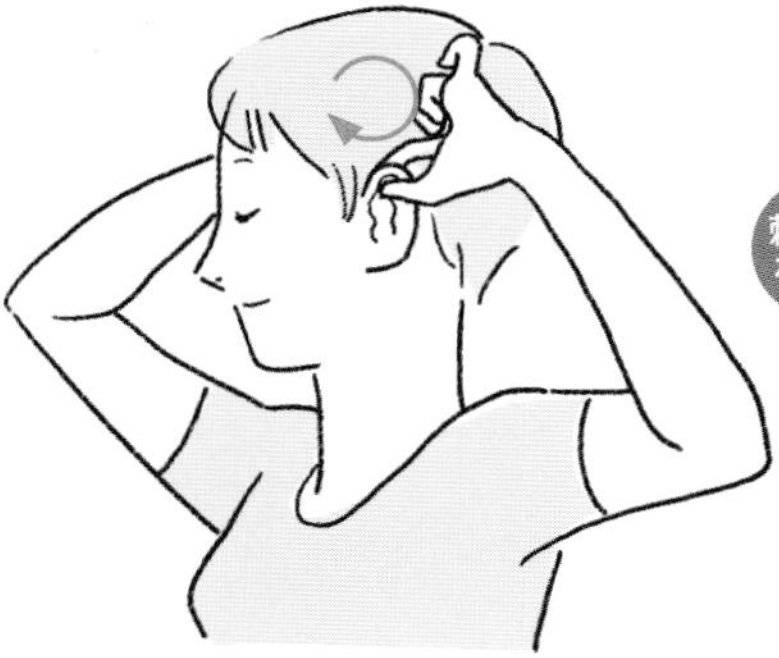

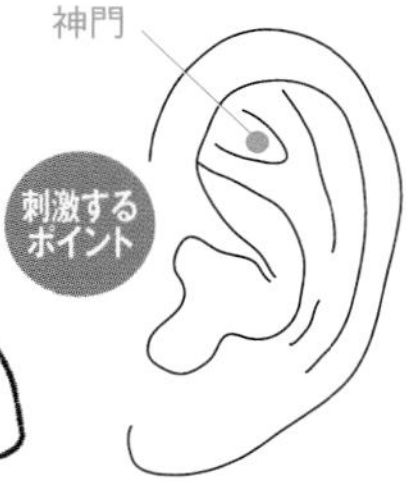

⑥ 耳珠を強くつまんで、よくもみほぐす。

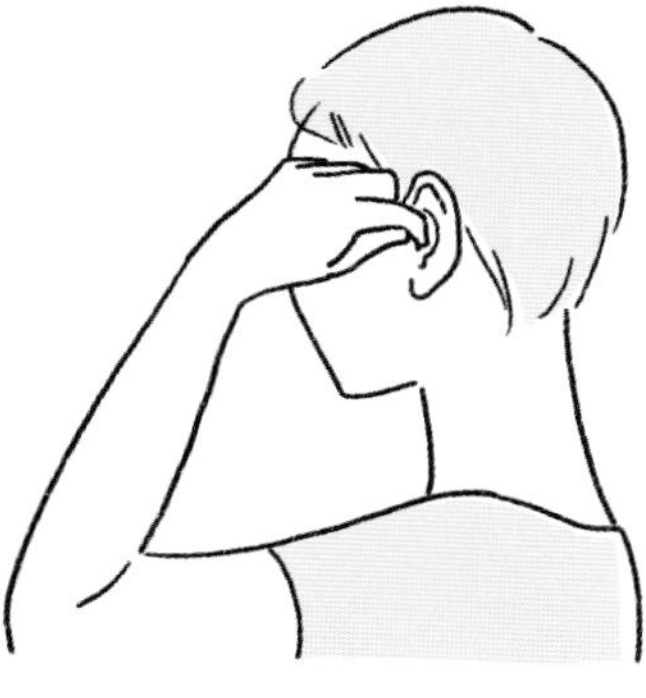

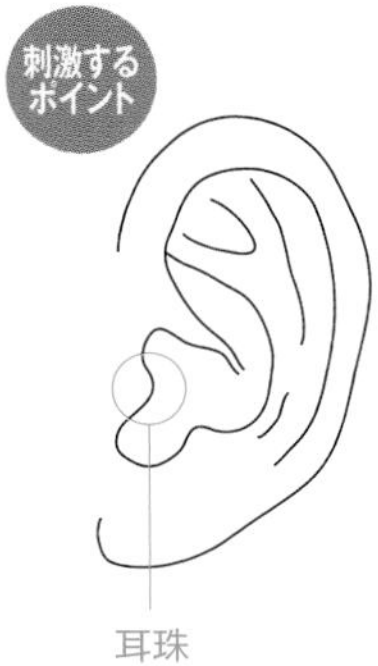

リラックスに役立つ「こめかみ呼吸」

「朝の耳ストレッチ」の最初には、準備運動的に行う「こめかみ呼吸」を組み込んでいます。

その名の通り、こめかみに指を置いて深呼吸をするというシンプルなものですが、この手技には脳をリラックスさせ、緊張をとる効果があるため、いろいろな場面で役立ちます。

こめかみは、目尻と眉尻の延長線上で、目と耳の中間点にあたる、ものを噛むときに動く部分です。これは頭蓋骨の中の「蝶形骨《ちょうけいこつ》」という骨の一部分です。

蝶形骨はその名前の通り、頭部を上から見たとき頭の中で蝶のような形をしている骨で、大脳の前頭部を乗せるお皿のような構造になっています。

蝶形骨の中央にはトルコ鞍《あん》と呼ばれるくぼみがあります。ここはホルモンの司令塔「下垂体《かすいたい》」を収める部位です。そして、「下垂体」の上には、人間の本能を司り自律神経の最高中枢と呼ばれる「視床下部《ししょうかぶ》」があります。つまり、蝶形骨が下垂体や視床下部を支えているのです。

そのため、蝶形骨にゆがみや傾き、緊張があると、下垂体と視床下部にも緊張をもたらし、自律神経やホルモンバランスにも影響が出てきます。逆に蝶形骨のバランスがとれていれば、自律神経が整い、心も身体もリラックスした状態になります。

筋肉を緊張させ、蝶形骨のゆがみを引き起こす原因には、目の酷使、歯の食いしばり、噛みぐせ、姿勢、過度の精神的ストレス、不眠などが挙げられます。しかし、こめかみを強くマッサージして蝶形骨のゆがみをとろうとするのは逆効果です。

こめかみの皮膚は薄く、脳の受け皿である蝶形骨が直接刺激を受けるので、リラックスしたい場合、ゆるやかな刺激を与え、蝶形骨自身がゆるんだと感じバランスを取り戻すようなアプローチが有効です。それが「こめかみ呼吸」というわけです。

やり方は簡単。こめかみにそっと指を当てながら深呼吸を行い、そのときにゆっくりと指で動きを伝えることが、蝶形骨のリラックスにつながります。

第4章で紹介する「症状別耳ストレッチ」でも、「こめかみ呼吸」を組み合わせると効果的なものがありますので、ぜひ試してみてください。

（図表8）頭蓋骨の中にある蝶形骨の位置

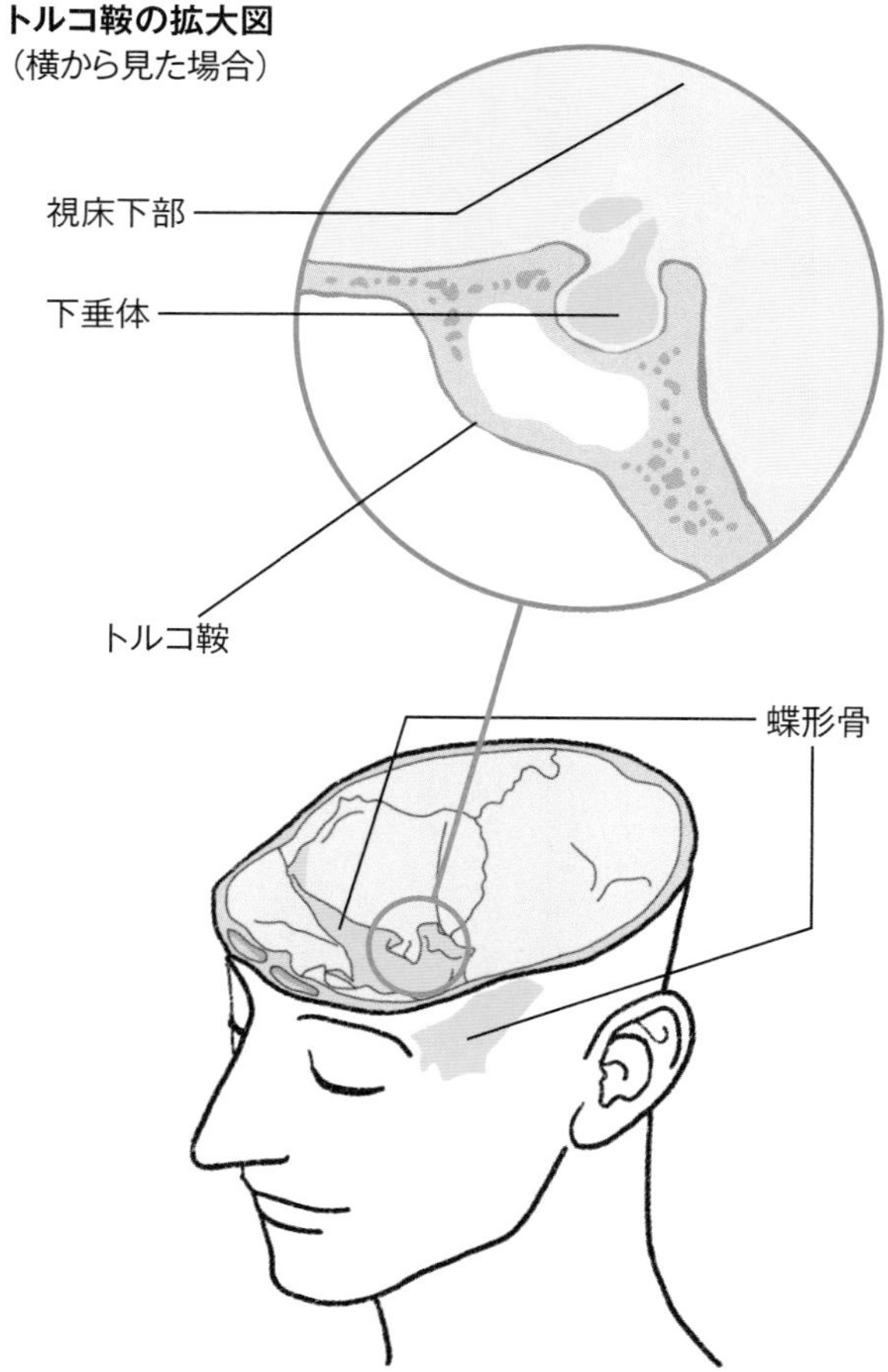

「こめかみ呼吸」のやり方

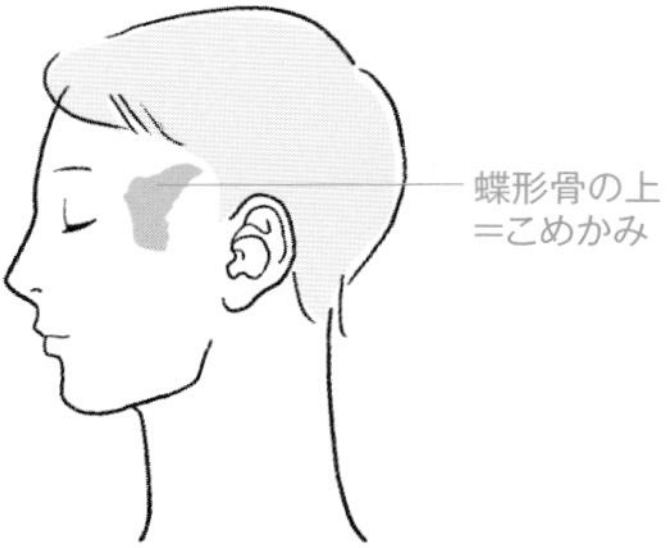

① 左右の「こめかみ」に、中指を同時にそっと当てる（蝶やてんとう虫が止まったかな、と感じる程度の軽さで、皮膚は凹ませない。10～15gくらいの圧）。

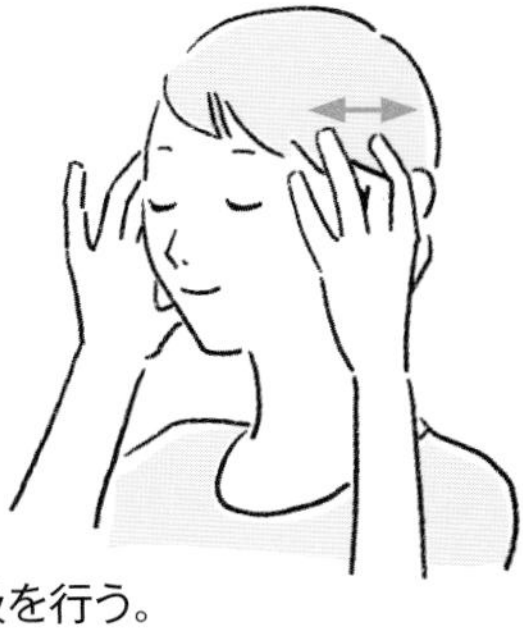

② 深呼吸を行う。
息を吸ったときに、中指を1、2㎜程度、前方へ動かす（こめかみを押さず、皮膚にシワが寄らないくらいの軽い圧）。

息を吐きながら、後方に戻す。

※深呼吸に合わせ、この動作を3～10セット行う。

第4章

体、心、美容に効く!

症状別「耳ストレッチ」

●は表側の反射区、▲は裏側の反射区をあらわしています。

❶❷❸……の番号は、手技の順番(優先順位)です。時間がないときは手技をカットしてもかまいません。

弱 強は力加減をあらわしています。弱は70~100g程度の圧、強は200~250g程度の圧が目安です(64ページ参照)。

「基本の耳ストレッチ」「こめかみ呼吸」を組み合わせると有効なものもあります。やり方は第3章参照してください。

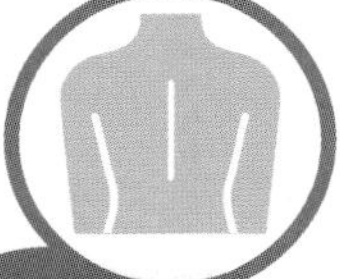

体に効く
耳ストレッチ

① 頭痛（片頭痛）

片頭痛は、脳血管が拡張することにより起こる頭痛です。原因としては、気象の変動、環境、生理周期、食生活等が挙げられ、副交感神経が優位となっていることが多いです。まずは脳血管を収縮させて平常時の血流に戻すために、各反射区には短時間で強めの刺激を与え、交感神経をアップさせましょう。

また、耳は片頭痛の原因をいち早く感知し、脳に伝達する器官です。耳の内耳にある鼓膜や三半規管といった部分が反応し片頭痛となるのですが、耳全体をやわらかい状態にすることは変化に対応できる耳を作ることになります。頭痛がないときも、「全身の耳ストレッチ」を行っておくとよいでしょう。

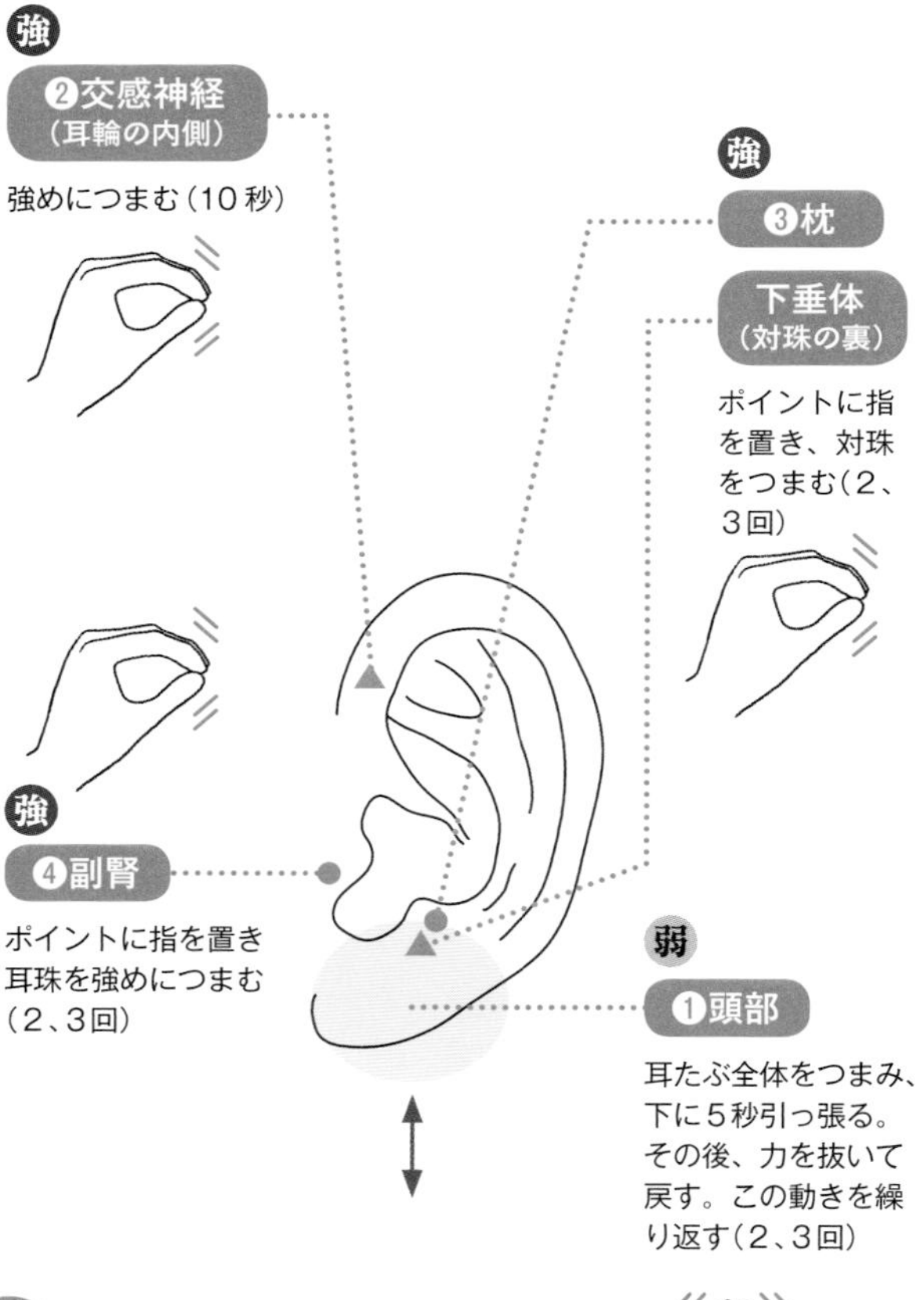

強
❷交感神経
（耳輪の内側）
強めにつまむ（10秒）
強
❸枕
下垂体
（対珠の裏）
ポイントに指を置き、対珠をつまむ（2、3回）
強
❹副腎
ポイントに指を置き耳珠を強めにつまむ（2、3回）
弱
❶頭部
耳たぶ全体をつまみ、下に5秒引っ張る。その後、力を抜いて戻す。この動きを繰り返す（2、3回）

ポイント

片頭痛があるほうだけでなく、両耳を行いましょう。長くやらないようにしてください。「こめかみ呼吸」もあわせて行うと効果的です。

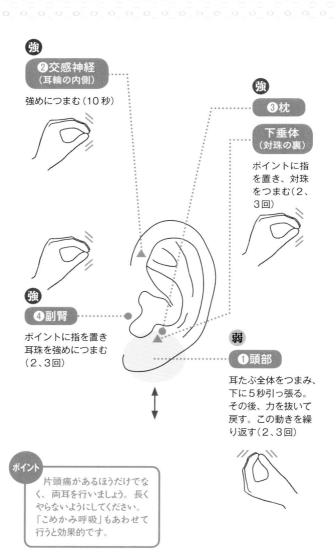

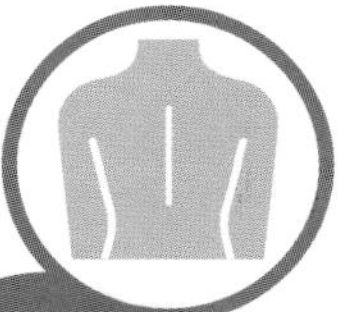

体に効く耳ストレッチ

② 頭痛（緊張性頭痛）

精神的ストレスや眼精疲労などに起因した首や肩のこりなどから、頭頸部の筋肉が緊張し、脳の血管が細くなり発生する頭痛です。痛みのある頭部をゴリゴリともんだり叩いたりしがちですが、耳への刺激は筋肉や血管の緊張緩和と自律神経のリラックス感をアップさせるため、やさしい刺激を反射区に送るほうが効果的。頭痛を感じている頭部のほか、こりが起こりやすい頸部、脊椎全体、肩、目、背中などの反射区を、筋肉をゆるめるイメージでやさしいタッチでほぐしましょう。緊張が強い方は歯の食いしばりも強く、耳の上の側頭筋が張っていることが多いので、頬や耳の上の頭皮をゆるめるようなマッサージもおすすめです。

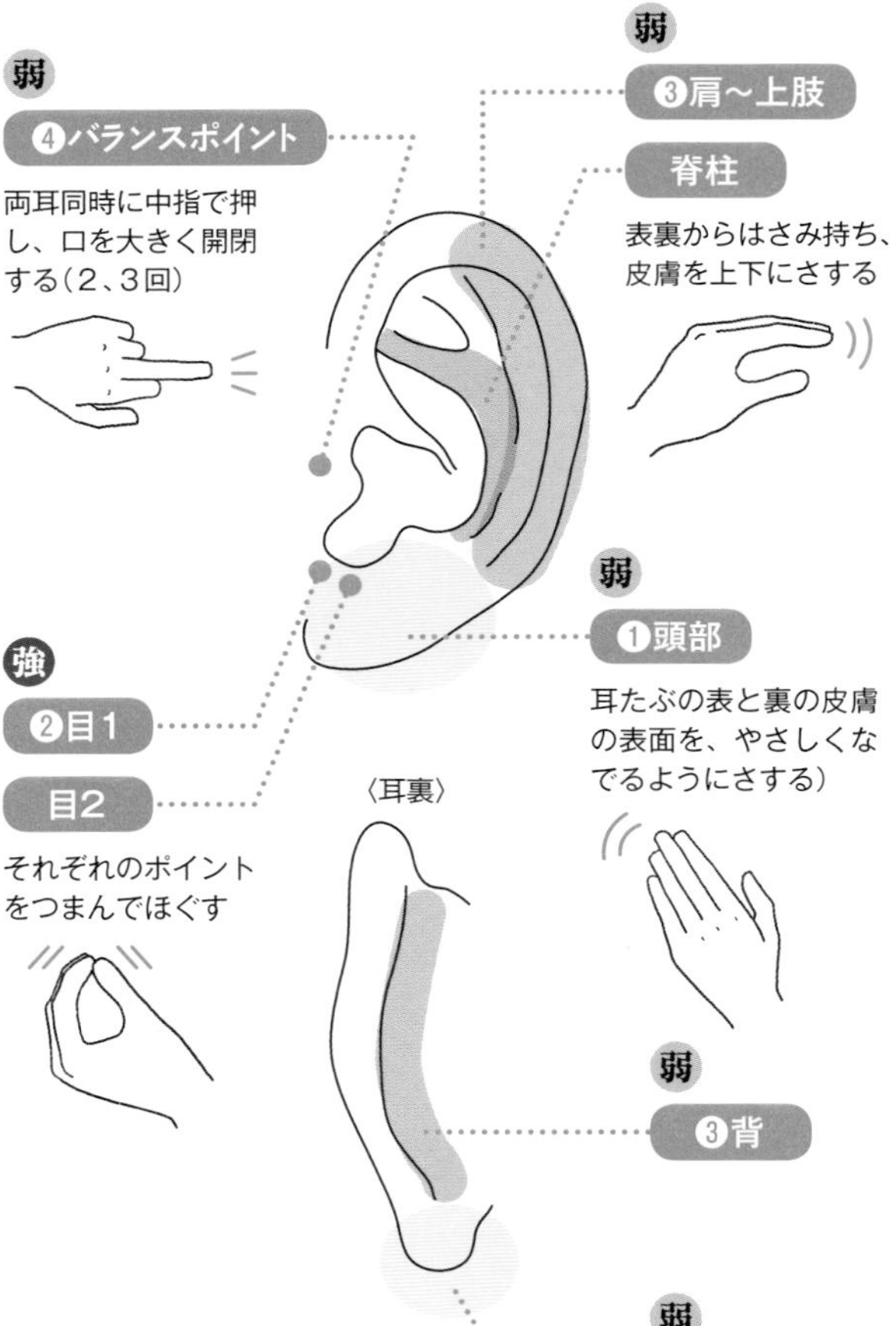

耳たぶの表と裏の皮膚の表面を、やさしくなでるようにさする）

ポイント

頭痛が慢性化している場合は、「基本の耳ストレッチ」（4種）も毎日行うようにしましょう。

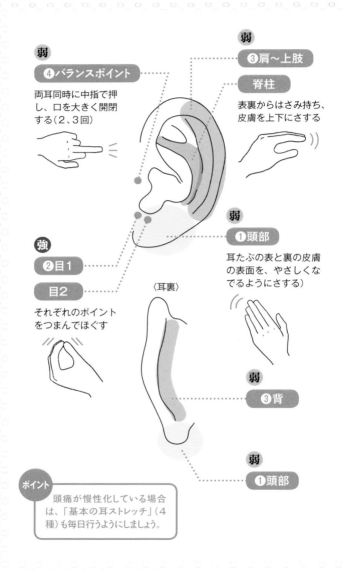

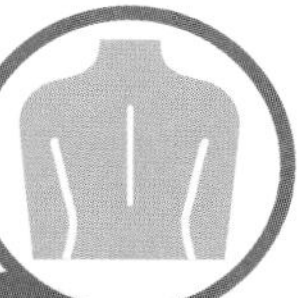

体に効く
耳ストレッチ

③

疲れ目、ドライアイ、目のかゆみ、鼻づまり

※アレルギー症状からくる場合は、「アレルギー」の項も一緒に行ってください。

目や鼻の症状は、器官自体の酷使とともに、粘膜の状態が大きく関与します。良質で健全な粘膜であれば、症状は出現しにくくなります。目や鼻の反射区を刺激するとともに、良質な粘膜がスムーズに作られるように、水分バランスに関与する三焦、免疫力を担う副腎、解毒力と血液の浄化を担う肝臓などもやわらかくほぐしておくと効果的です。また目の反射区には3つの反射点がありますが、目の機能に関しては目1、目2を刺激します。耳たぶ中央の眼は視界をクリアにするといわれています。ピアスポイントでもあるので、清潔に保ち、ピアスの素材はアレルギーの誘因とならないように慎重に選びましょう。

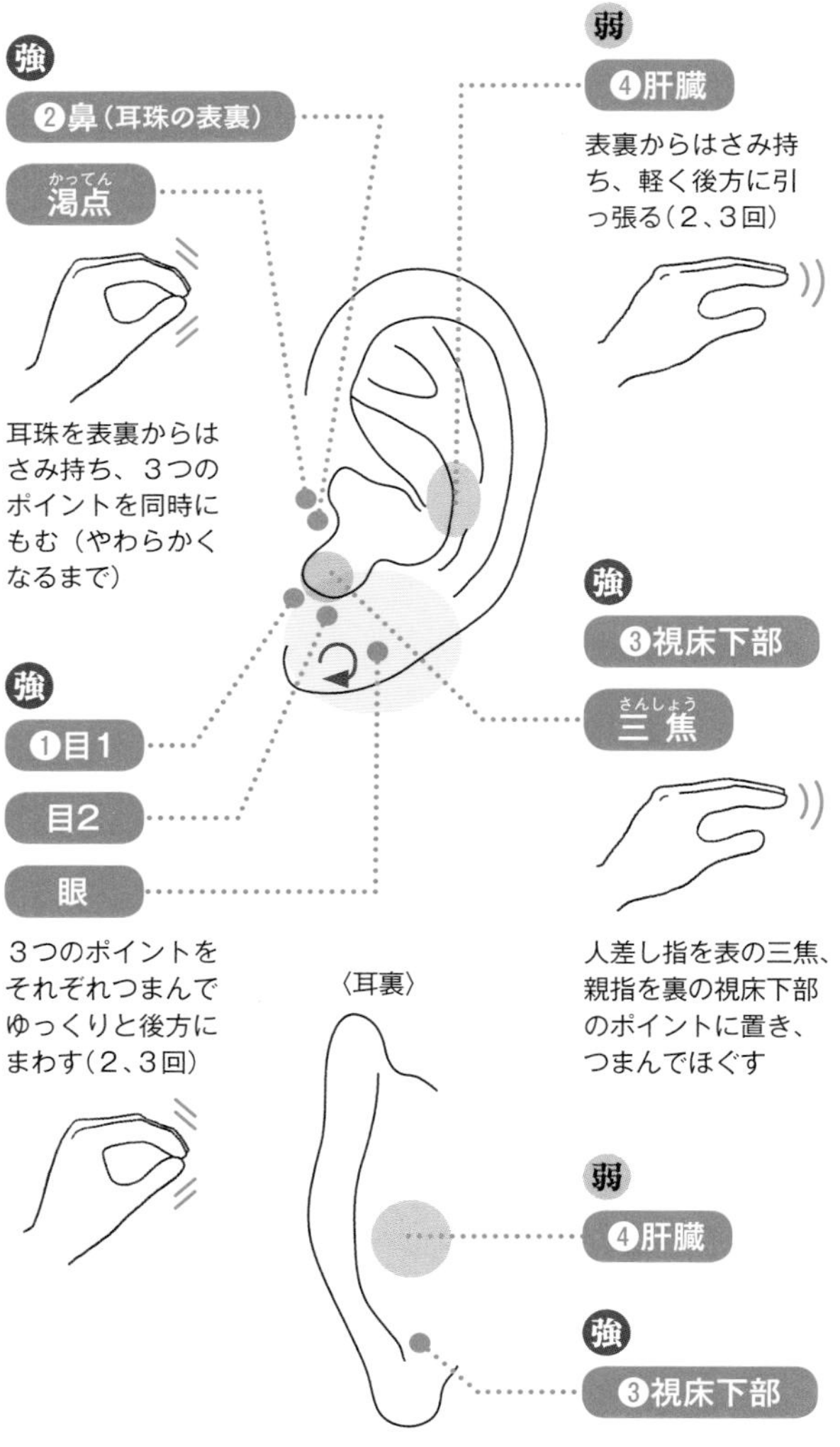
強
②鼻（耳珠の表裏）
渇点《かってん》
耳珠を表裏からはさみ持ち、３つのポイントを同時にもむ（やわらかくなるまで）
強
①目1
目2
眼
３つのポイントをそれぞれつまんでゆっくりと後方にまわす（2、3回）
弱
④肝臓
表裏からはさみ持ち、軽く後方に引っ張る（2、3回）
強
③視床下部
三焦《さんしょう》
人差し指を表の三焦、親指を裏の視床下部のポイントに置き、つまんでほぐす
〈耳裏〉
弱
④肝臓
強
③視床下部

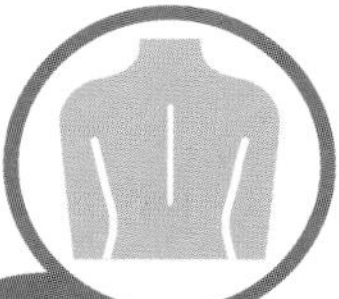

体に効く耳ストレッチ

④ めまい、乗り物酔い

めまいの原因は、メニエール病や高血圧、唾石《だせき》の存在などの疾患由来のものから、気圧変動、ホルモンバランスの変調など、さまざまなものが挙げられます。薬がなかなか効かないことも多く、発症時は身体を動かすのも怖いという方も多いはず。そんなときでも、耳なら簡単に触れることができます。ポイントを覚えておいて、すぐに刺激しましょう。乗り物酔いも体調に起因するところが大きいのですが、平衡感覚を司る三半規管の弱さが原因という方もいます。三半規管は耳の奥の内耳にありますが、耳介刺激を通して血流や神経により刺激が伝達されるので、症状がなくても日頃から耳をほぐしておきましょう。

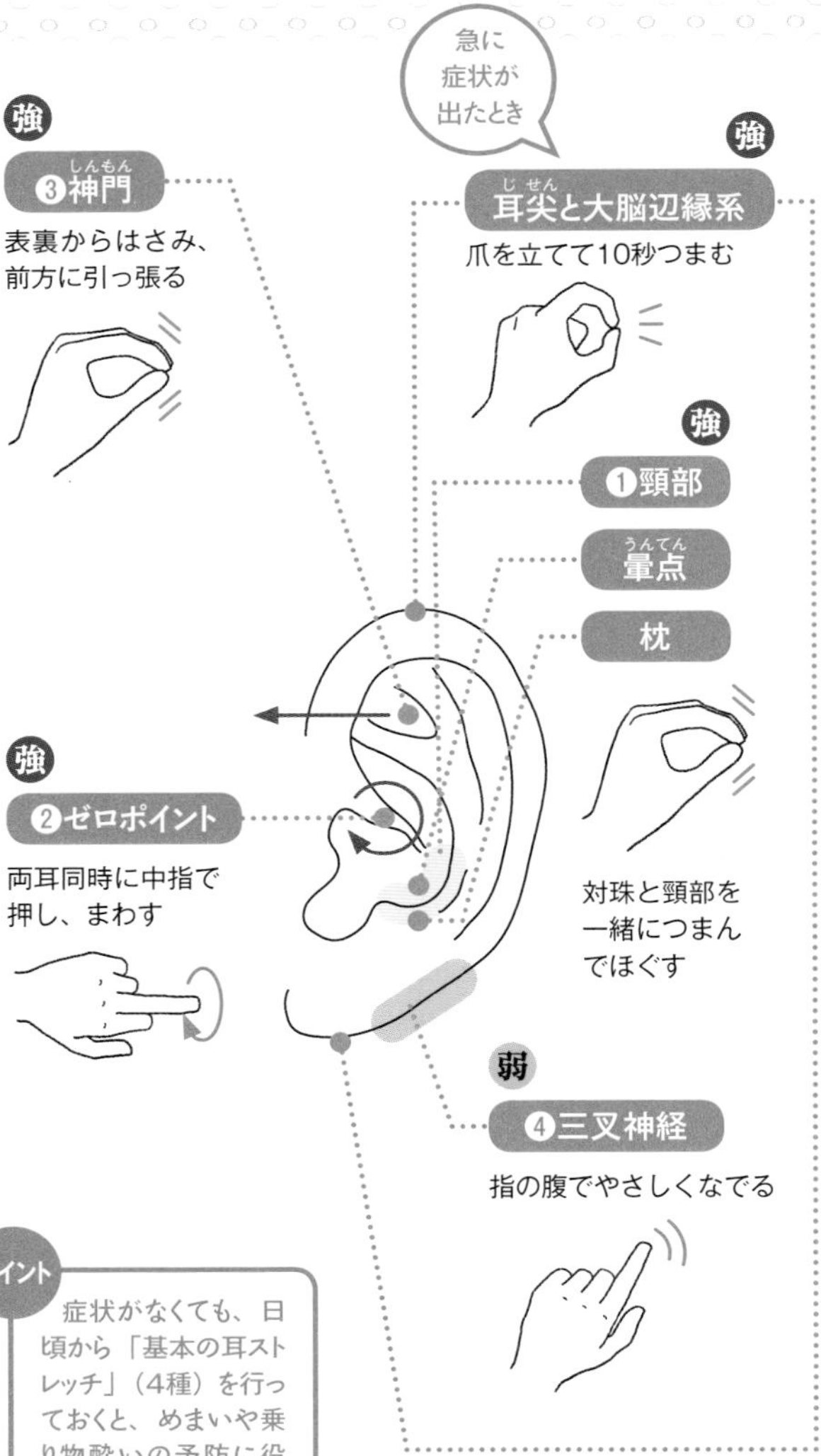
強
③神門《しんもん》
表裏からはさみ、
前方に引っ張る
急に
症状が
出たとき
強
耳尖《じせん》と大脳辺縁系
爪を立てて10秒つまむ
強
①頸部
暈点《うんてん》
枕
対珠と頸部を
一緒につまん
でほぐす
強
②ゼロポイント
両耳同時に中指で
押し、まわす
弱
④三叉神経
指の腹でやさしくなでる

ポイント

症状がなくても、日頃から「基本の耳ストレッチ」(4種)を行っておくと、めまいや乗り物酔いの予防に役立ちます。

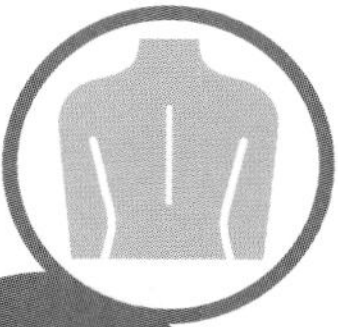

体に効く耳ストレッチ

⑤ 食いしばり、歯ぎしり、顎関節症

食いしばりが癖になっていたり、夜間睡眠時の歯ぎしりなど顎に関するトラブルは、緊張感がとれていない脳が無意識に起こしている症状です。脳にリラックス感を与えるためにも、顎や顔の反射区をほぐしましょう。心地よさを感じることで脳もリラックスでき、癖がとれていきます。耳の前にあるバランスポイントは、軽く凹んでいるのがよい状態です。凹みがなく平たくなっている場合は、食いしばりが常態化している証拠。頭痛や肩こりの原因になっていることもあります。バランスポイントは、一度大きく口を開けると凹む場所です。位置が確認できたら、口をポカーンと開け、やや上を向きながら軽くまわしほぐしましょう。

強

❷枕

つまんでほぐす（2、3回）

弱

❶神門

表裏から軽くはさみ持ち、上に引っ張る（2、3回）

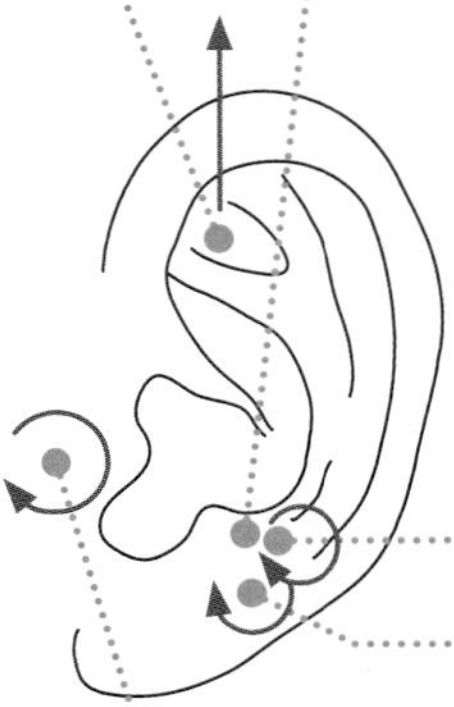

強

❸下顎

面頬

軽くつまみ、小さな円を描くように後方にまわす

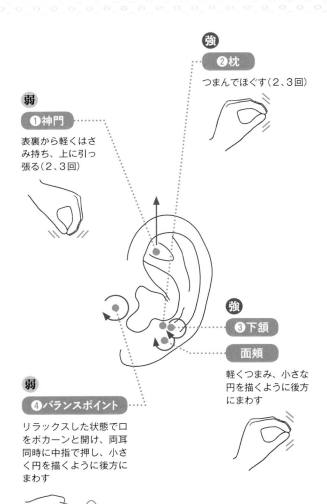

弱

❹バランスポイント

リラックスした状態で口をポカーンと開け、両耳同時に中指で押し、小さく円を描くように後方にまわす

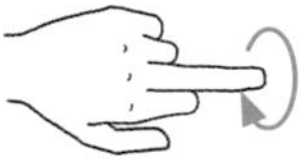

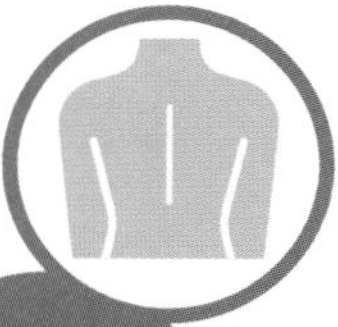

体に効く耳ストレッチ

⑥ 首こり

姿勢や視力の悪さなどが誘因となることが多い首こりは、慢性化すると頭痛や吐き気、高血圧、または抑うつ症状などの心の問題へ移行することもあるため、放置はせずに早めの対処が望ましい症状です。

解剖学的に耳輪部が頸神経領域となるために、首こりがある方は頭頸部に該当する耳たぶや対珠、耳輪部が硬くなっていたり変形していたりします。耳をもむと直接的な反射を送ることができるため、非常に効果的です。首こりの誘因となる目や脊椎、背中の反射区とともに、頭頸部に該当する反射区をゆるやかな刺激でほぐしましょう。

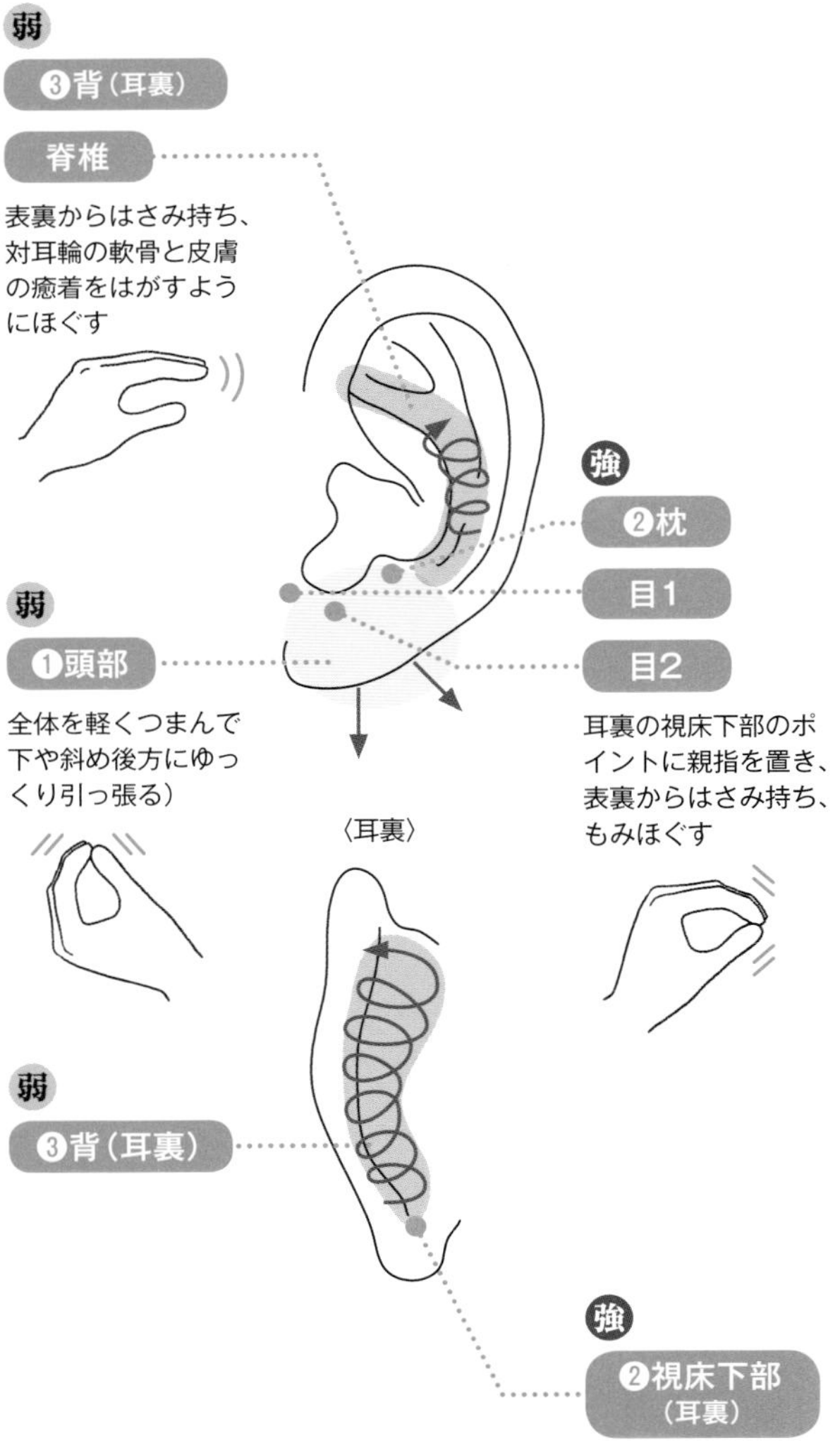
弱
③背（耳裏）
脊椎
表裏からはさみ持ち、対耳輪の軟骨と皮膚の癒着をはがすようにほぐす
強
②枕
目1
弱
①頭部
目2
全体を軽くつまんで下や斜め後方にゆっくり引っ張る）
耳裏の視床下部のポイントに親指を置き、表裏からはさみ持ち、もみほぐす
〈耳裏〉
弱
③背（耳裏）
強
②視床下部（耳裏）

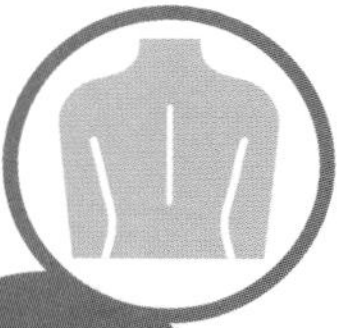

体に効く耳ストレッチ

⑦ 肩こり、腕・手首の疲れ

肩こりは、日本人の国民病といえるほど、その症状に悩んでいる方は多くいらっしゃいます。その解消法としては、肩自体のもみほぐしが定番となっています。

しかし実は腕の重さ、手首や手の甲の筋や腱の状態など、肩とは離れた場所に原因があって、肩にこりや張りを感じていることもあるため、解消すべきポイントは上肢全体で考えていく必要があります。ほかにも、姿勢や視力の悪さ、呼吸の浅さなども、肩こりを増悪《ぞうあく》させてしまう要因となります。

肩から腕を含む上肢エリアの反射区と関連器官を推測し、それぞれをゆるめるようにやさしくほぐしていきましょう。

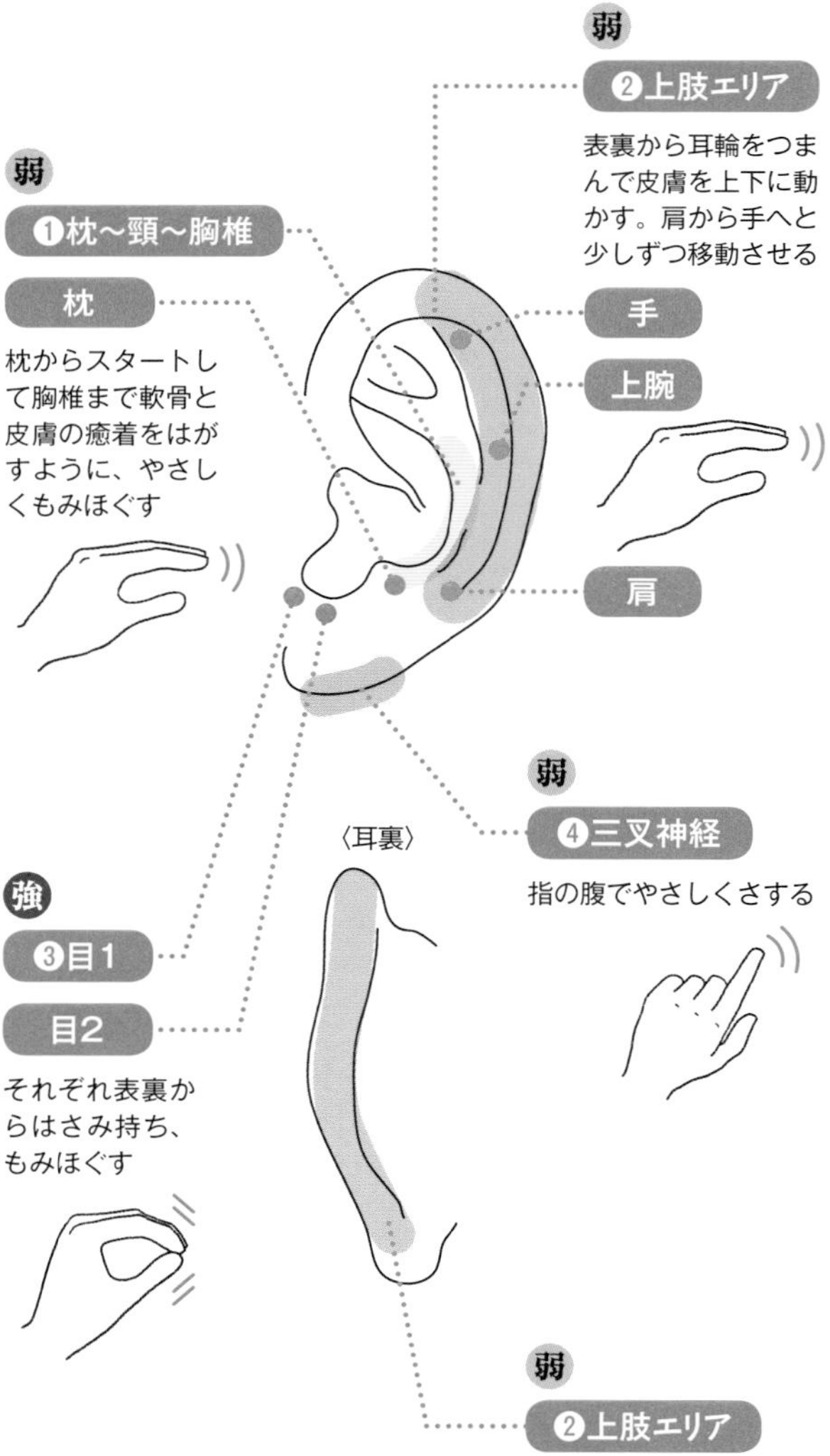
弱
❶枕〜頸〜胸椎
枕
枕からスタートして胸椎まで軟骨と皮膚の癒着をはがすように、やさしくもみほぐす
弱
❷上肢エリア
表裏から耳輪をつまんで皮膚を上下に動かす。肩から手へと少しずつ移動させる
手
上腕
肩
強
❸目1
目2
それぞれ表裏からはさみ持ち、もみほぐす
弱
❹三叉神経
指の腹でやさしくさする
〈耳裏〉
弱
❷上肢エリア

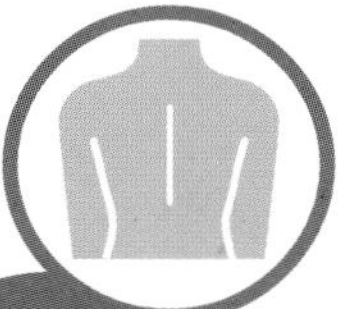

体に効く耳ストレッチ

⑧ 五十肩・腱鞘炎

※腕肩の痛みが強く可動域制限がある場合

五十肩や腱鞘炎《けんしょうえん》など、日常動作ができなくなるような強い痛みを長く感じていると、脳や神経に痛み刺激が刻まれすぎて過剰な感覚を引き起こし、どこが痛かったのかわからなくなってしまうことがあります。そこで肩や腕などの疼痛該当部位より、記憶や神経に関与する大脳辺縁系や交感神経の活動を抑えるポイントを刺激し、痛みの記憶の整理からアプローチします。その後、肩や上肢の反射区を触り、炎症や癒着した筋膜を緩和するイメージでやわらかくほぐしていきます。その際、耳をもむ手は反対側の手を使い（例：右耳は左手でほぐす）、耳ほぐし中は痛みのある腕の力を抜き、施療後に動かしてみてください。

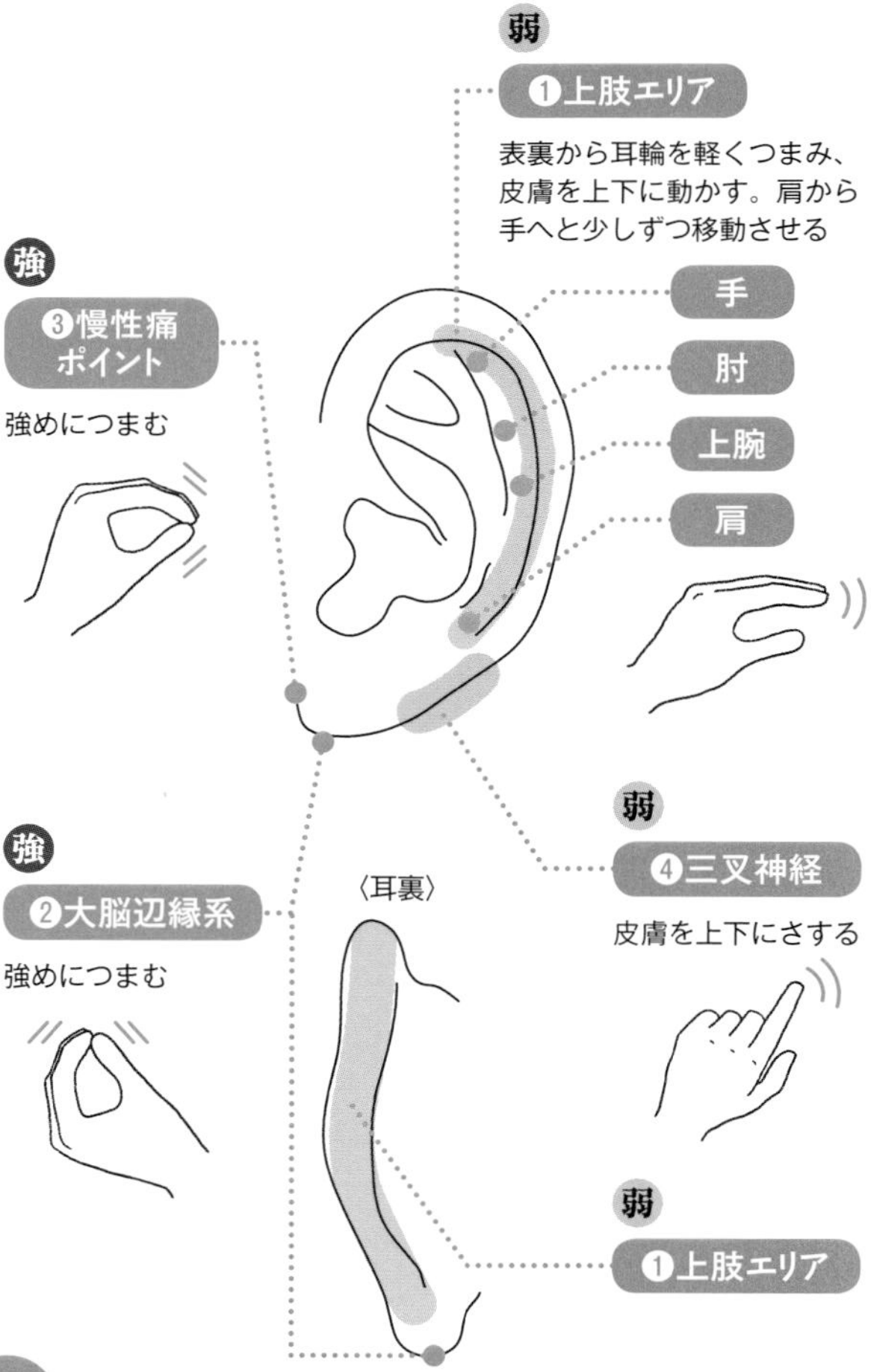
弱
❶上肢エリア
表裏から耳輪を軽くつまみ、
皮膚を上下に動かす。肩から
手へと少しずつ移動させる
強
❸慢性痛
ポイント
強めにつまむ
手
肘
上腕
肩
弱
❹三叉神経
皮膚を上下にさする
強
❷大脳辺縁系
強めにつまむ
〈耳裏〉
弱
❶上肢エリア

ポイント

痛みのある側の手は休ませ、
反対の手を使って刺激しましょう。

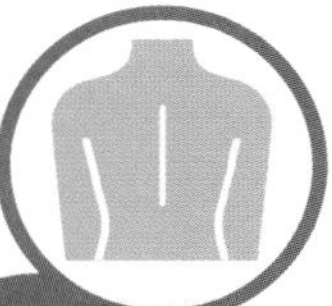

体に効く
耳ストレッチ

⑨ 腰痛（慢性腰痛）

※ウエスト周辺の、特に原因のない筋肉のこり

骨や神経に問題のない慢性的な腰痛に悩む方は多く、部位や痛みは異なりますが、多くは長時間の同一姿勢、運動不足、腹筋の衰えなどが原因といわれ、腰部の主要な筋肉が硬くなり、柔軟性を失っている場合が多いようです。また、最近では横になっているときの内臓や筋肉による腎動脈《じんどうみゃく》の圧迫や、便秘による腰痛も増加しています。

運動や身体のストレッチも必須ですが、まずは耳ストレッチで、腰部筋群への血流促進と柔軟性を取り戻す信号を送ってみましょう。腰痛でも耳は有効です。ポイントを覚えておき、違和感を覚えたらすぐに刺激してみましょう。

強

❶頸椎～仙骨～腰尾椎

上側や後ろ側に押し広げる

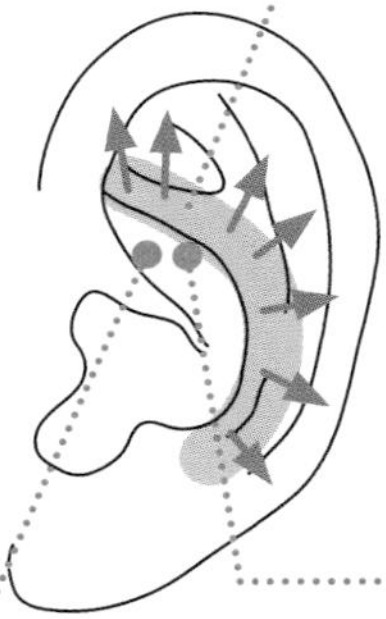

強

❷腎臓

中指で押しながら、小さく円を描くようにまわす

強

❸大腸

人差し指で押しながら、小さく円を描くようにまわす

〈耳裏〉

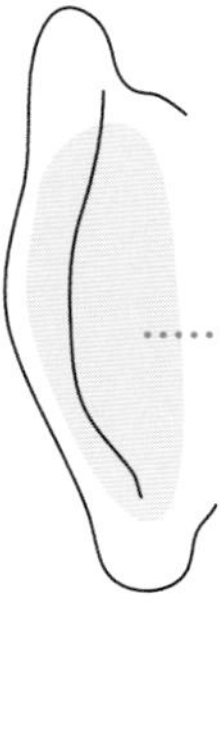

弱

❹背部（耳裏）

人差し指、中指、薬指の３本で皮膚を上下にさする

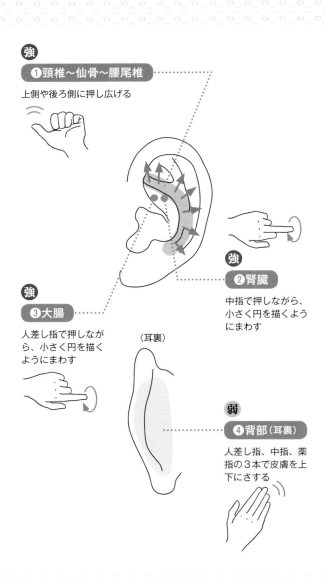

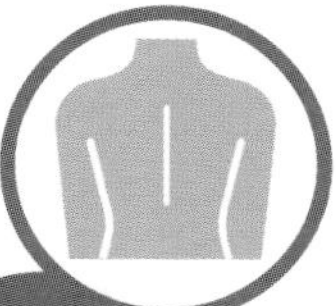

体に効く
耳ストレッチ

⑩ 腰痛(下肢のしびれを伴うもの)

※坐骨神経痛、椎間板ヘルニアなど

腰痛に下肢のしびれが伴う坐骨神経痛や椎間板ヘルニアは、慢性もしくは長期化したり、はっきりした改善が見られないことなどから、精神的苦痛も大きくなっているかもしれません。腰椎から仙骨《せんこつ》、尾骨《びこつ》の腰部を形成する骨格の反射区を、位置を調整するようなイメージでもみほぐすとともに、リラックスに導く神門をストレッチしましょう。

さらに、下肢のしびれが強い場合は下肢、背部の張り感が強ければ耳の裏側の背部など、反射区をなでるような手技でほぐし、筋肉や神経をゆるめる刺激を送ります。痛みのある側と反対の耳を刺激しましょう。

弱

④神門

表裏からはさみ持ち、斜め後方に引っ張る（3～5回）

弱

②下肢エリア

上下にさする

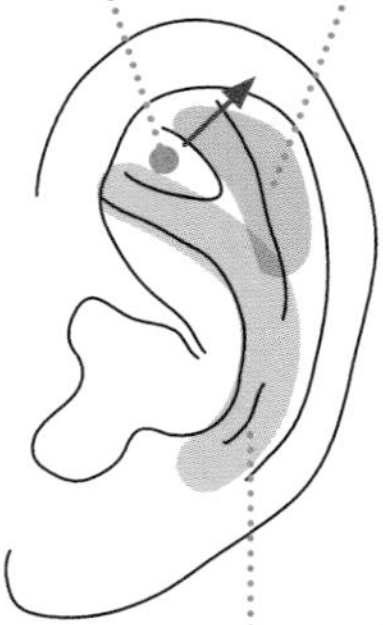

弱

①頸椎～仙骨～腰尾椎

上側や後ろ側に押し広げる

〈耳裏〉

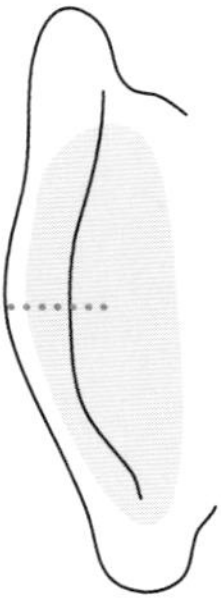

弱

③背部（耳裏）

人差し指、中指、薬指の３本で皮膚を上下にさする

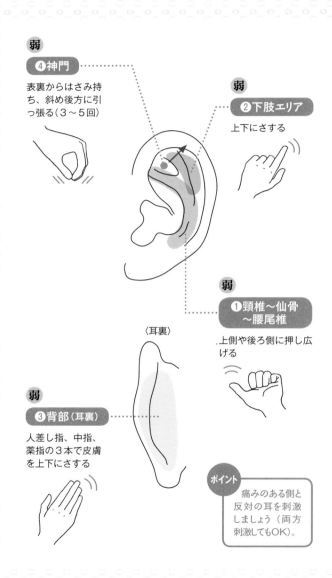

ポイント

痛みのある側と反対の耳を刺激しましょう（両方刺激してもOK）。

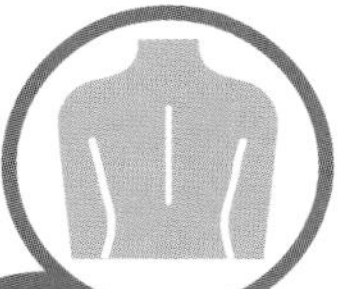

体に効く耳ストレッチ

⑪

便秘

近年、便秘に悩む方はとても増えています。運動不足、冷え、腹筋力低下、偏食、腸内細菌のバランスの乱れ、大腸蠕動《ぜんどう》運動の活動低下、精神的ストレスなど、個々にさまざまな要因があります。

食物繊維の摂取を増やしたり、食事を見直して改善しない方は、内臓の神経を司る胸椎《きょうつい》、仙骨、腰・尾椎《びつい》までを押し広げるように刺激し、消化管の運動や分泌を支配する迷走神経領域に該当する耳甲介エリアにある大小腸の反射区や三焦などをしっかりともみほぐします。また三焦は水分バランスを取り戻すという点でも重要なポイント。ここもしっかり刺激しましょう。

強

❶小腸

大腸

人差し指で小さく螺《ら》旋《せん》を描くようにして押しほぐす

強

❷胸椎〜仙骨〜腰尾椎

上側や後ろ側に押し広げる

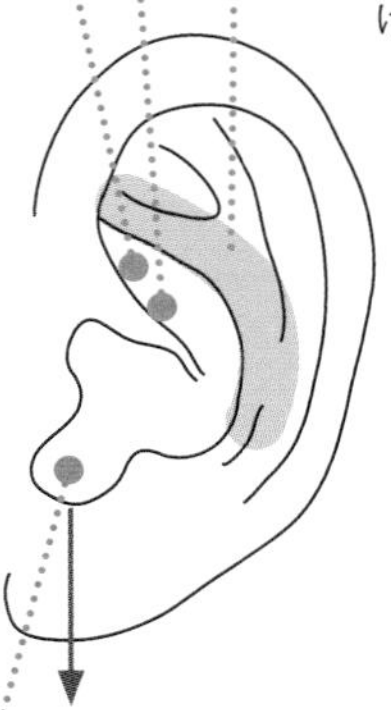

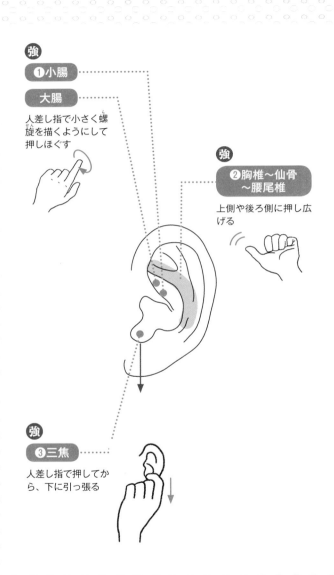

強

❸三焦

人差し指で押してから、下に引っ張る

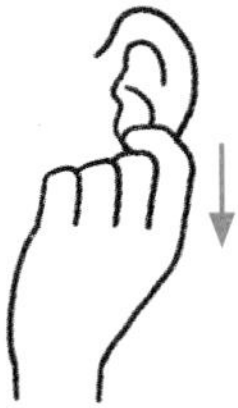

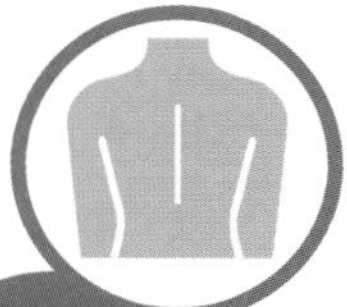

体に効く耳ストレッチ

⑫ 下痢

ウイルス性の下痢もありますが、大腸が何らかの原因により過活動になり、水分が吸収されないまま便が排泄されるのが下痢の症状。原因は臓器の器質や体質もありますが、精神的ストレスがその引き金となっていることも多いようです。最近話題の過敏性腸症候群（ＩＢＳ）などは、特に心との関係が深く、神経伝達物質であるセロトニンの分泌異常により誘発される下痢です。

耳は脳に近く、刺激が早く伝達されます。脳や胃腸器官の引き締めとともに、不安解消ポイントや神門を使って精神面にアプローチをすることも可能です。自身の不調のタイプを見極めて、必要なポイントを強めに刺激してください。

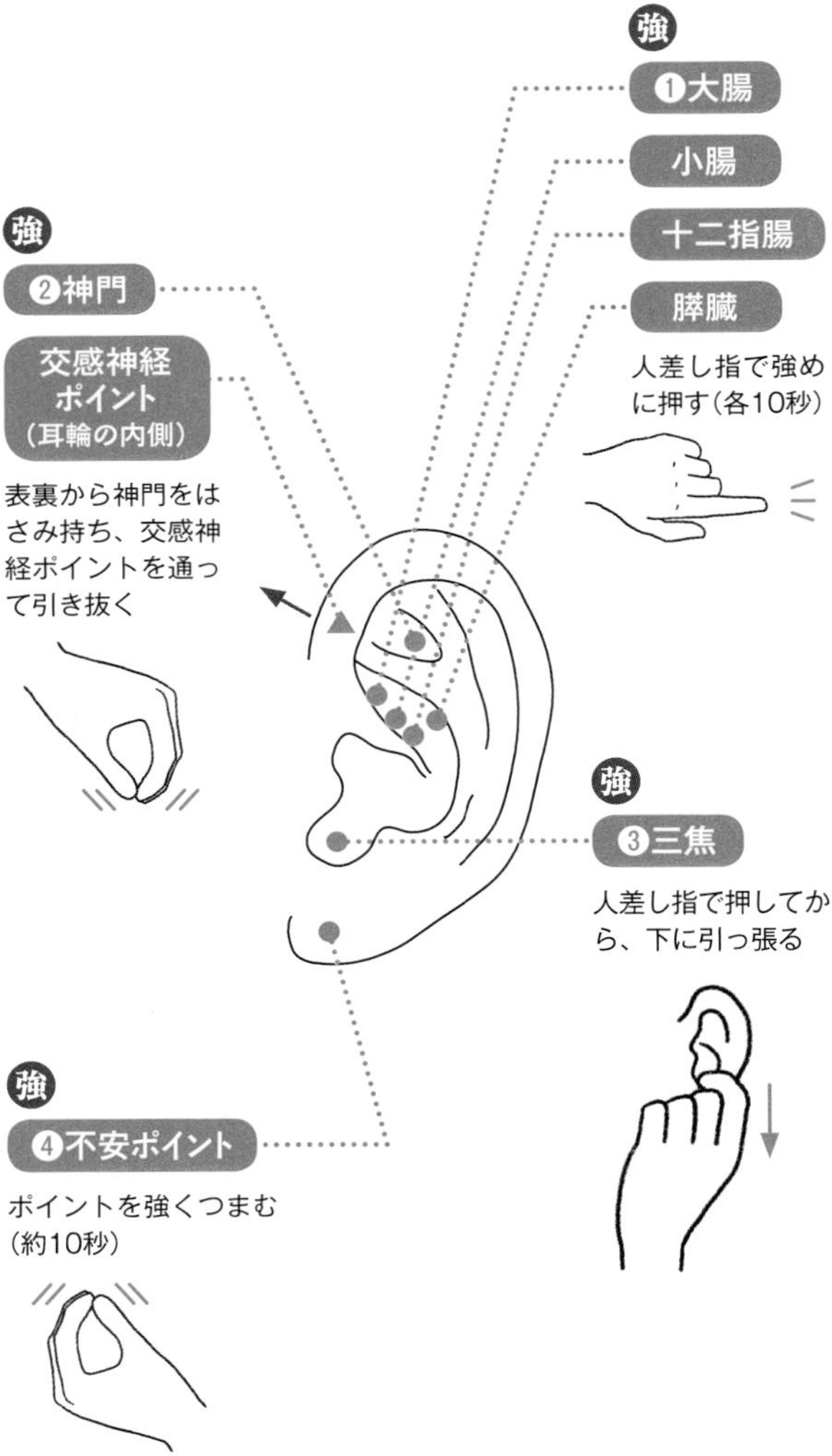
強
❶大腸
小腸
十二指腸
膵臓
人差し指で強めに押す(各10秒)
強
❷神門
交感神経ポイント
(耳輪の内側)
表裏から神門をはさみ持ち、交感神経ポイントを通って引き抜く
強
❸三焦
人差し指で押してから、下に引っ張る
強
❹不安ポイント
ポイントを強くつまむ(約10秒)

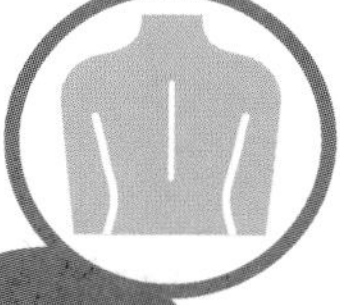

体に効く耳ストレッチ

⑬

頻尿

日中の頻尿は、末梢の冷えだけでなく、深部の冷え、泌尿器系の老化や機能低下、ストレスからの自律神経失調などが原因とされます。夜間頻尿は運動不足と塩分過多、高血圧、薬やサプリメント内服の影響などがいわれています。

下肢や腰部を温めることも重要ですが、各器官には、引き締めと恒常性を取り戻すような刺激を与え、メンタル面ではリラックスを促しつつ、自律神経のバランスを整えるようにすることが大切です。

各反射点をやや強めに刺激しましょう。脳下垂体のバランスをとるこめかみ呼吸もあわせて行うとよいでしょう。

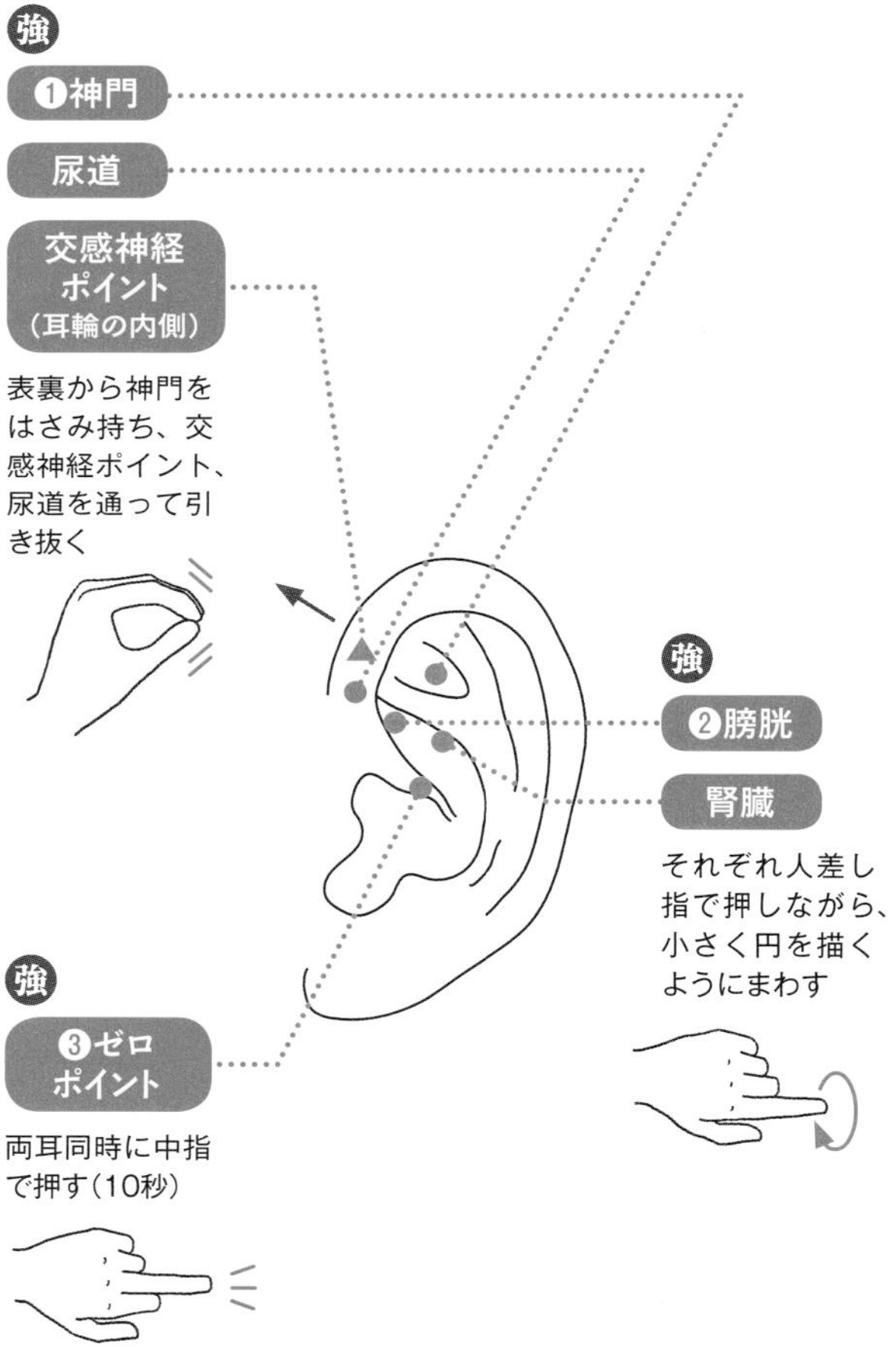
強
❶神門
尿道
交感神経ポイント（耳輪の内側）
表裏から神門をはさみ持ち、交感神経ポイント、尿道を通って引き抜く
強
❷膀胱
腎臓
それぞれ人差し指で押しながら、小さく円を描くようにまわす
強
❸ゼロポイント
両耳同時に中指で押す（10秒）

ポイント

「こめかみ呼吸」もあわせて行うと効果的です。

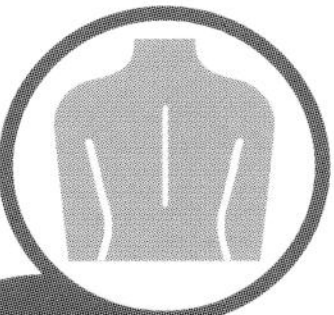

体に効く耳ストレッチ

⑭ 冷え

自覚の出やすい手足末梢の冷え性や寒がり、自覚の出にくい深部冷え性など、冷えの種類はさまざま。その原因として、筋肉不足、運動不足、睡眠不足、精神的なストレスや緊張しやすさなどの気質、自律神経のコントロール不良による末梢血管の拡張不全などが挙げられます。

そこで心臓及び全身の血流量をアップさせる、自律神経を整え末梢血管を開き、筋肉の代謝力を取り戻すことなどを目的に耳をほぐしましょう。

面白いことに、耳全体をよくもみほぐすと身体全体の温まりを感じ、時には汗ばむこともあります。寒い日に外で耳をもんでみると、効果を実感できますよ。

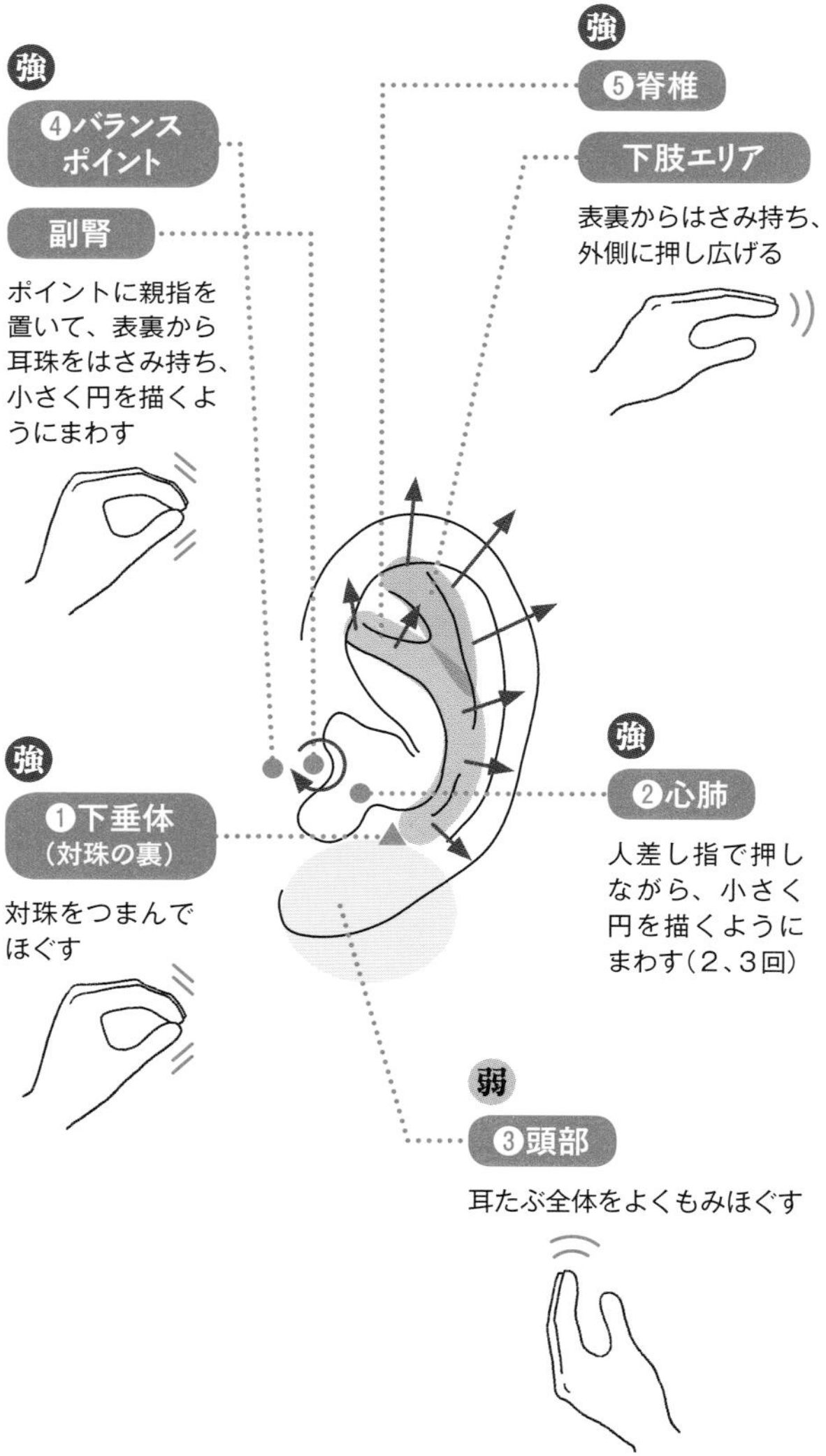
強
④バランスポイント
副腎
ポイントに親指を置いて、表裏から耳珠をはさみ持ち、小さく円を描くようにまわす
強
⑤脊椎
下肢エリア
表裏からはさみ持ち、外側に押し広げる
強
①下垂体（対珠の裏）
対珠をつまんでほぐす
強
②心肺
人差し指で押しながら、小さく円を描くようにまわす（2、3回）
弱
③頭部
耳たぶ全体をよくもみほぐす

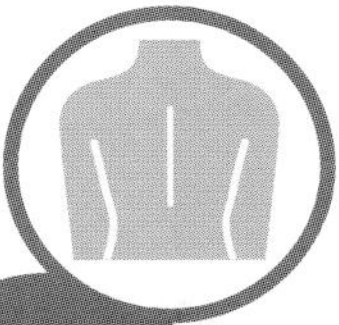

体に効く耳ストレッチ

⑮ 夏バテ

夏の猛暑に身体がついていけず、さまざまな不調を起こす夏バテ。汗腺がきちんと開いて汗が出れば、温度変化に対応して体温調整ができますが、室内でのクーラー生活が長くなると、自律神経が乱れ、毛穴も開きにくくなり、だるさ、頭痛、のぼせ、食欲不振、血圧トラブルといった不調が起こりやすくなります。

そこで、暑いときに反応すべき交感神経がきちんと働き、身体の中や表面での水分の出入りがうまく行われて生命の恒常性が保たれるように各エリアを刺激します。交感神経をリセットし、起動させるようなイメージでの施療となるため、どの反射区も強めに刺激しましょう。

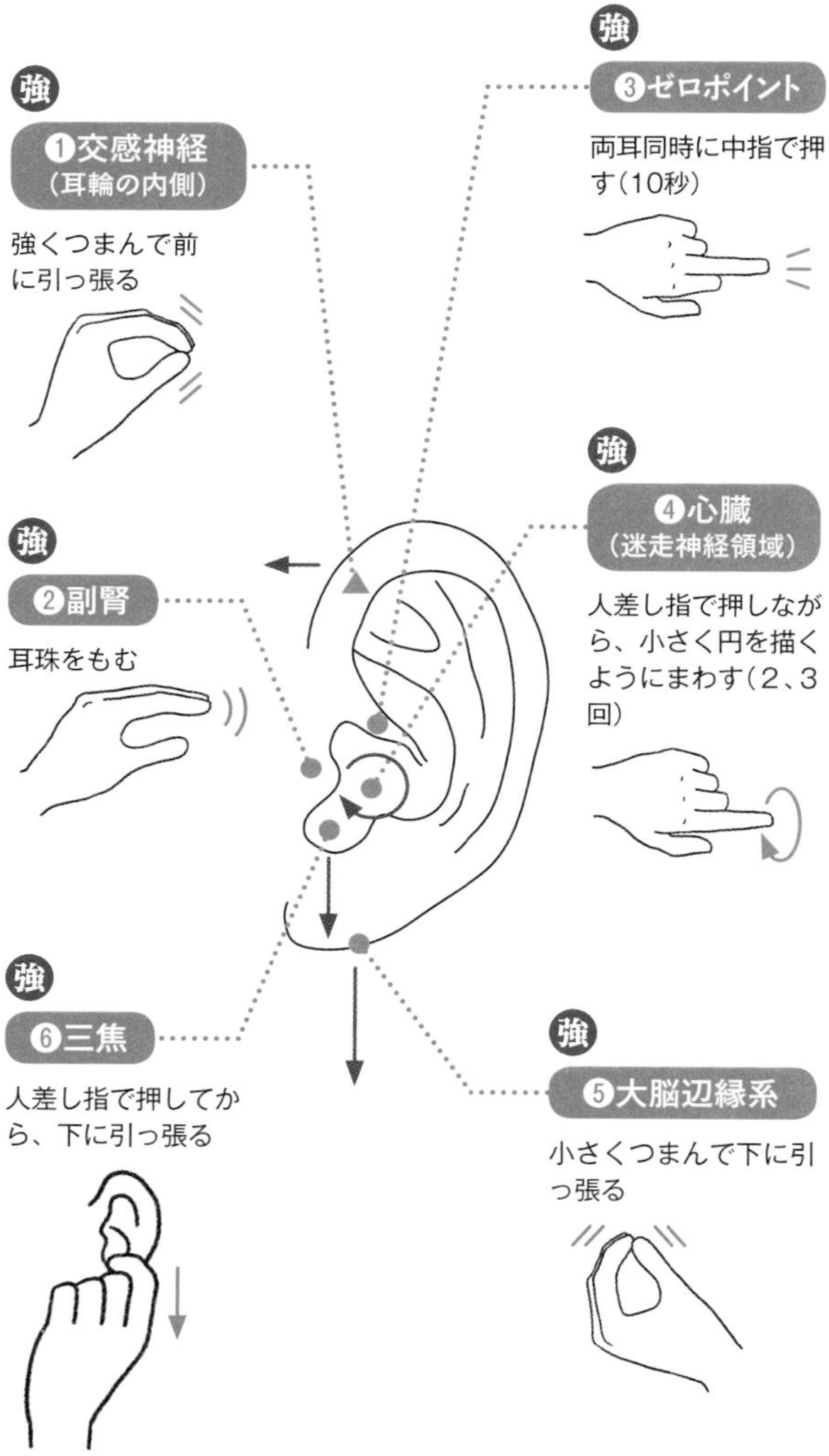
強
❶交感神経
（耳輪の内側）
強くつまんで前に引っ張る
強
❸ゼロポイント
両耳同時に中指で押す（10秒）
強
❷副腎
耳珠をもむ
強
❹心臓
（迷走神経領域）
人差し指で押しながら、小さく円を描くようにまわす（2、3回）
強
❻三焦
人差し指で押してから、下に引っ張る
強
❺大脳辺縁系
小さくつまんで下に引っ張る

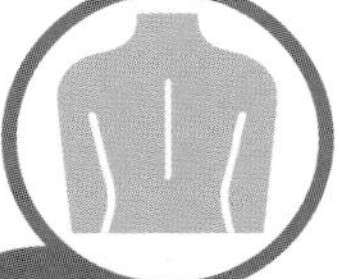

体に効く耳ストレッチ

⑯ 気象病（気圧の変化による不調）

気候（気圧、湿度、温度、天候）の変動に際し、頭痛や倦怠感《けんたいかん》、イライラといった不快な体調不良が出現する状態です。これには耳が深く関わっています。気候の変動を一番に感知するのは耳介で、次にその奥にある三半規管が反応します。そのため、耳介を走行する頸部神経領域、迷走神経領域、三叉神経領域に該当する臓器に影響が出るのです。加えて三半規管が敏感な方や、腹筋が弱い方、アレルギー体質の方は症状が重くなることが多いようです。

該当する耳介や対耳輪をゆるめ、その他感覚器や内分泌の反射点をやや強めに刺激することで、変動に対応できる柔軟性を手に入れましょう。

強

⑤耳尖（アレルギーポイント）

強めにつまみ、上に引き抜く

強

③副腎

鼻（耳珠の裏）

耳珠をもむ

強

④内分泌

人差し指で押して、下に引っ張る

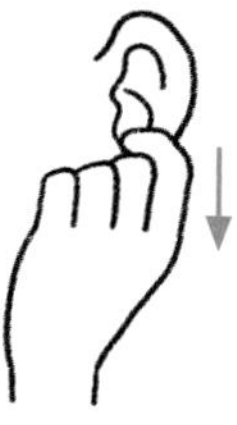

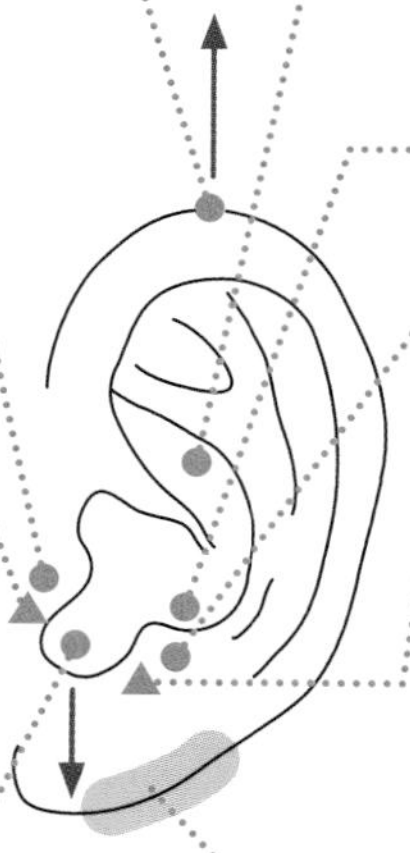

強

②腎臓

人差し指で押しながら、小さく円を描くようにまわす（2、3回）

強

①暈点

枕

下垂体（対珠の裏）

それぞれのツボを意識しながら対珠をもむ

弱

⑥三叉神経

指の腹でやさしくさする

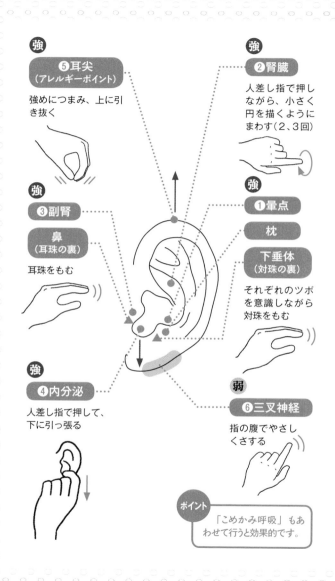

ポイント

「こめかみ呼吸」もあわせて行うと効果的です。

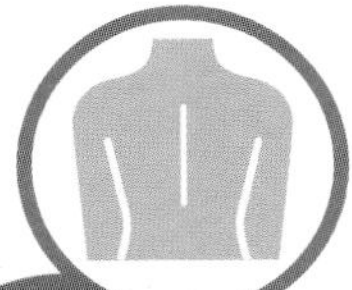

体に効く耳ストレッチ

⑰ 胃もたれ、消化不良、吐き気

耳は胃にも関係が深い迷走神経と直接的なつながりがあるために、効果の伝達は速いといわれています。迷走神経の支配領域全体をゆるやかにもみほぐしましょう。不調の原因がストレスにある場合は神門を、食べすぎや食欲の変調がある場合は過食を防ぐ耳ツボといわれる飢点をあわせて刺激します。

胃の不快症状全般は、胃の反射区をゆるめる対処をしますが、逆に過食すぎて困るときや吐き気などがある場合は、反射区に強めの刺激を与えるようにします。また胃の動きや胃酸分泌に関与する内臓神経は背中の状態が大きく関与しますので、耳介裏の背中の反射区も丁寧にほぐしていきましょう。

❸神門

人差し指で押す
（10〜20秒）

❷胃

下から上にさする
（逆方向はＮＧ）

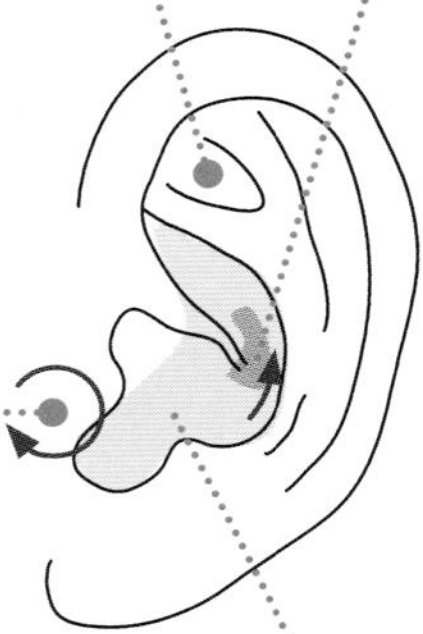

❹飢点《きてん》

人差し指で押しながら、小さく円を描くようにまわす
（2、3回）

❶迷走神経支配領域

表裏からはさみ持ち、腔内全体を押し広げる

〈耳裏〉

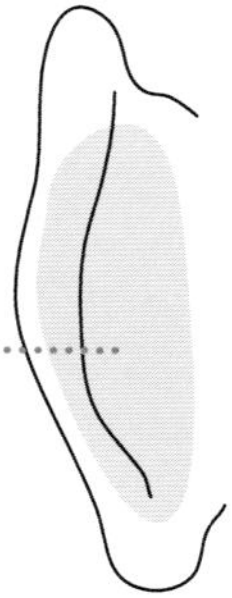

❺背中（耳裏）

人差し指、中指、薬指の3本で皮膚を上下にさする

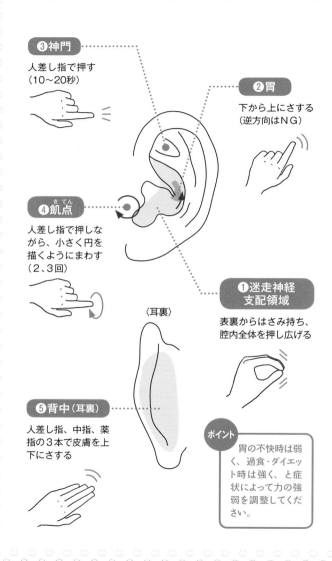

ポイント

胃の不快時は弱く、過食・ダイエット時は強く、と症状によって力の強弱を調整してください。

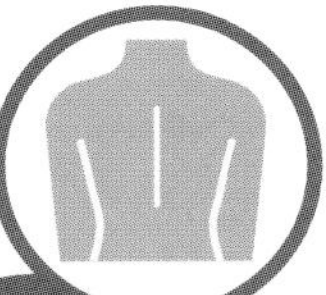

体に効く耳ストレッチ

⑱ アレルギー

花粉症や慢性鼻炎、じんましん、アトピー性皮膚炎、喘息《ぜんそく》など、免疫力のアンバランスから起こるさまざまなアレルギー反応は、症状や出現部位に差はあれど、いずれも副腎とアレルギーポイント、肝臓などを刺激し、まずは抗炎症機能を高めて症状を鎮静化させるようにしましょう。

長い時間もみすぎると、血流がよくなり、副交感神経が優位になりすぎることがあります。かえって痛みや鼻づまり、頭痛を誘発してしまうので、アレルギー出現時の施療は、短い時間で局所的に強めの刺激で耳をもみほぐすようにしてください。

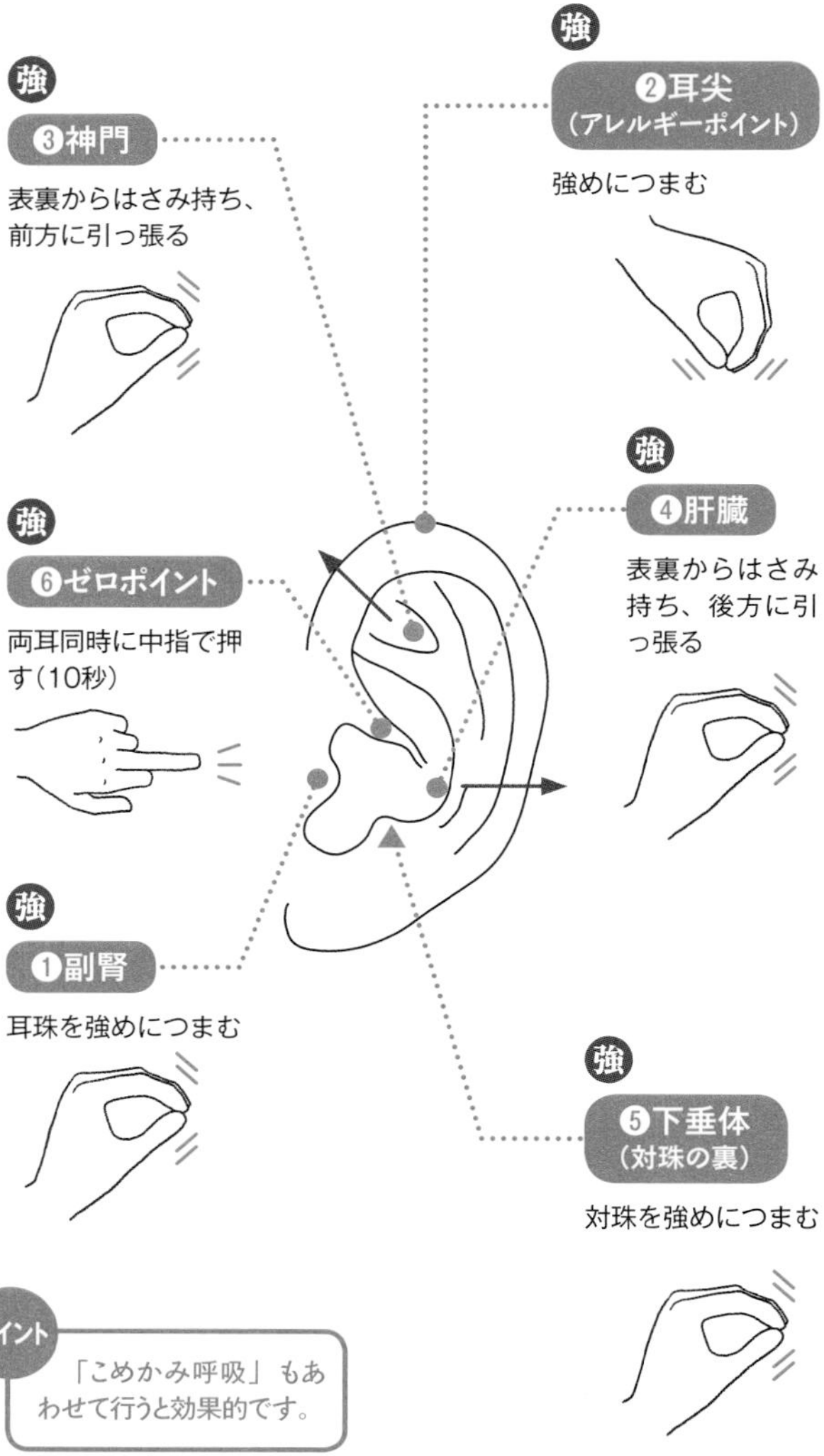
強
❶副腎
耳珠を強めにつまむ
強
❷耳尖
（アレルギーポイント）
強めにつまむ
強
❸神門
表裏からはさみ持ち、
前方に引っ張る
強
❹肝臓
表裏からはさみ
持ち、後方に引
っ張る
強
❺下垂体
（対珠の裏）
対珠を強めにつまむ
強
❻ゼロポイント
両耳同時に中指で押
す（10秒）

ポイント

「こめかみ呼吸」もあわせて行うと効果的です。

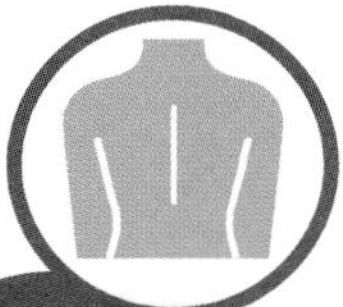

体に効く 耳ストレッチ

⑲ ホルモンバランス調整

精神的なストレスや環境、睡眠、栄養などに大きく影響を受けるホルモンには、性ホルモンのほか、甲状腺刺激、利尿、成長、抗ストレスなどさまざまなものがあり、適切に分泌されることは生命維持のために重要です。日頃から関係する器官の反射区を適度な刺激でほぐしておくことをおすすめします。どの反射点も強めですが心地よさを感じる程度の力加減で行いましょう。

また、各々の部分は、ときどき写真を撮るなどしてよく観察してください。該当する反射区にニキビや皮むけなどがあるときはホルモンバランスを崩している可能性があります。その場合、清潔に消毒してからほぐしてください。

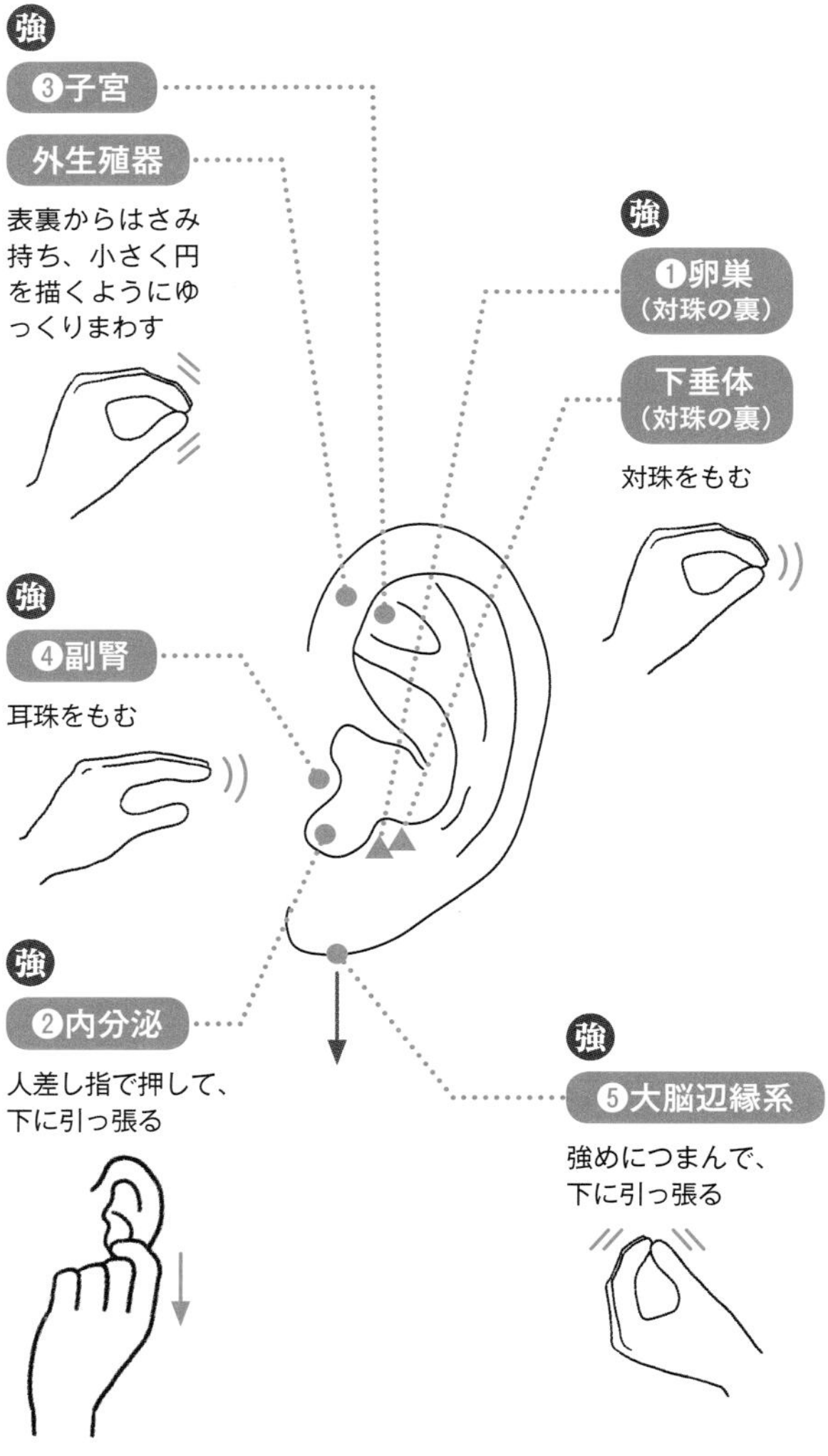
強
❸子宮
外生殖器
表裏からはさみ持ち、小さく円を描くようにゆっくりまわす
強
❶卵巣
（対珠の裏）
下垂体
（対珠の裏）
対珠をもむ
強
❹副腎
耳珠をもむ
強
❷内分泌
人差し指で押して、下に引っ張る
強
❺大脳辺縁系
強めにつまんで、下に引っ張る

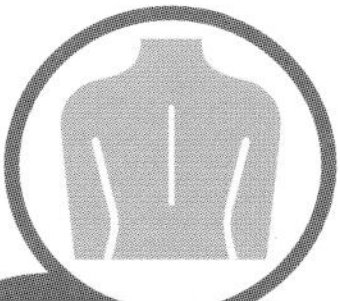

体に効く耳ストレッチ

⑳ 血圧コントロール

耳介には、血圧のコントロールに大きく関与する迷走神経、三叉神経、頸部神経が走行しているため、血圧に問題を抱えている方に、耳ストレッチは特におすすめです。高血圧、低血圧ともに同じ反射区をほぐしますが、血圧を下げる場合はふんわりとやさしいタッチで反射区をゆるめるイメージでほぐし、血圧を上げる場合はやや強めの刺激で引っ張るようなイメージでほぐします。いずれもやりすぎは厳禁です。また、朝の耳ストレッチや、メイク前、マスク装着時の耳ストレッチなどと併用するとさらに効果を発揮します。いずれも短時間で行うようにしてください。

❷血圧点

弱

高血圧

表裏からはさみ持ち、軟骨と皮膚の癒着をはがすようにゆっくりほぐす

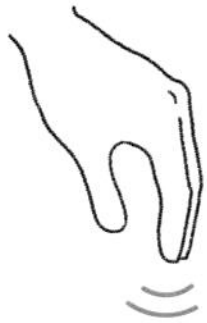

強

低血圧

強く押す

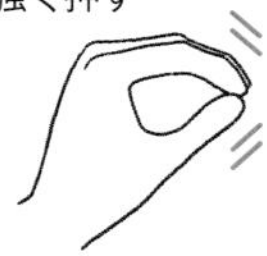

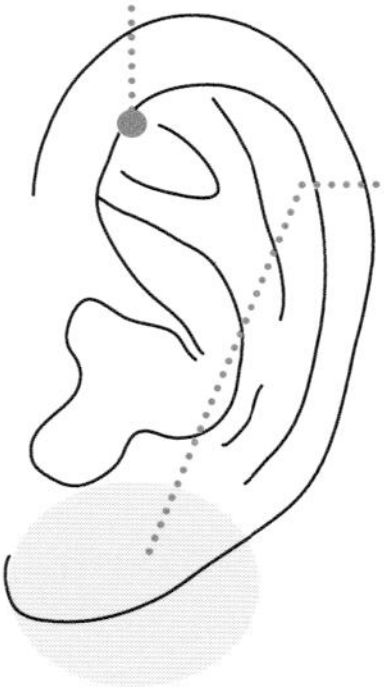

❶頭部

弱

高血圧

やさしく持ち、ゆっくりほぐす

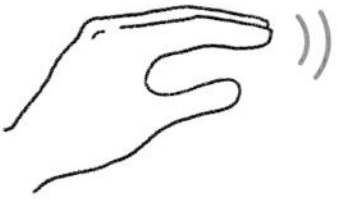

強

低血圧

やや強めの圧でつまんで引っ張る

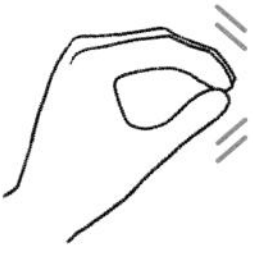

ポイント

日頃から「基本のストレッチ」（4種）も行っておくとよいでしょう。

㉑ 脚の重だるさ、膝痛や足関節のこわばり感

耳と離れている下肢の違和感に対しても、耳ストレッチは有効です。

このとき、痛みがあればあるほど、強くは引っ張らず、下肢の反射区をやさしく手の指でなでるようにさわるのがポイント。もしくは軟骨と皮膚に癒着感があれば、それを分離させるようにゆるゆると皮膚をさわります（押しつぶすのはＮＧ）。その後、膝や足関節に不調がある方は、局所的な膝や足関節の反射点に、強めの少しピリッとした刺激を与えます。

下肢の反射区をさわりながら、足踏みや屈伸をするのもおすすめです。また、下肢の症状があるほうと反対側の耳を刺激するのがコツです。

弱

❸足関節

耳輪の軟骨と皮膚の癒着をはがすようにもみほぐす

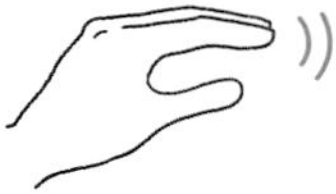

弱

❹下肢エリア

上下に数回さする

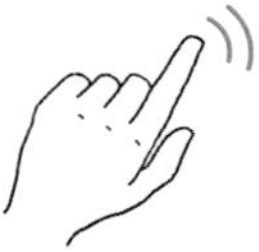

強

❷膝

表裏から強めにつまむ

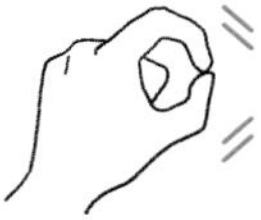

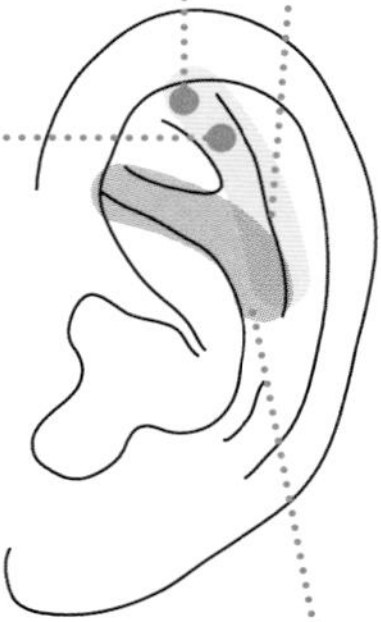

弱

❶仙骨〜尾骨

上に押し上げる。仙骨から少しずつ尾骨に移動する

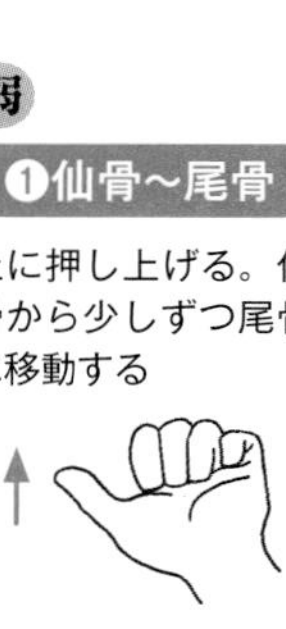

ポイント
症状がある側とは反対側の耳を刺激しましょう。

心に効く耳ストレッチ

㉒ 不眠

不安や忙しさから自律神経のオン・オフの切り替えがうまくいかない、身体の緊張が抜けない、栄養不足や運動不足など、不眠の原因は人それぞれですが、耳を全体的にほぐすことで脳の血流循環が整い、眠りに誘われる方は多くいます。さらに代表的な不眠のツボ・神門が入る三角窩を表裏からやさしくつまみ、指の腹で温めるようにしたら、眠りをイメージしながら後方にまわします。

また、不安が強い方は不安(A)、身体の緊張が抜けない方は枕(B)、顔まわりのリラックスには耳たぶの三叉神経ポイント(C)をさすることも追加してみてください。耳に触れながら寝てしまう、なんてことが起こるかもしれません。

弱

❷神門

表裏からはさみ持ち、指先の温かさを感じたら、円を描くように大きくまわす（2、3回）

緊張

弱

B 枕

対珠をやさしくもみほぐす

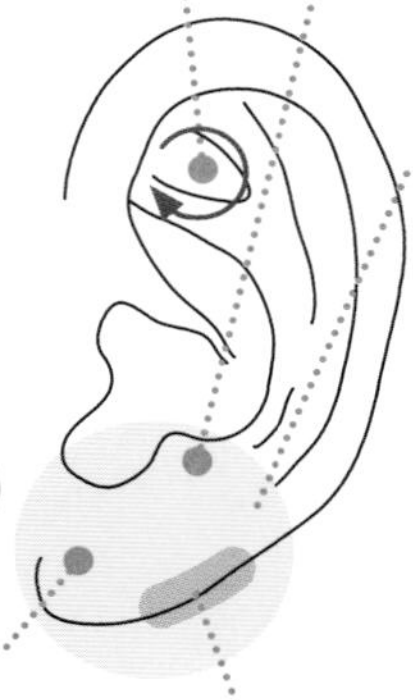

弱

❶頭部全体

もみほぐす（全体をゆるめるイメージ）

不安

弱

A 不安

表裏からつまんでもみほぐす

リラックス

弱

C 三叉神経

皮膚をやさしくなでる

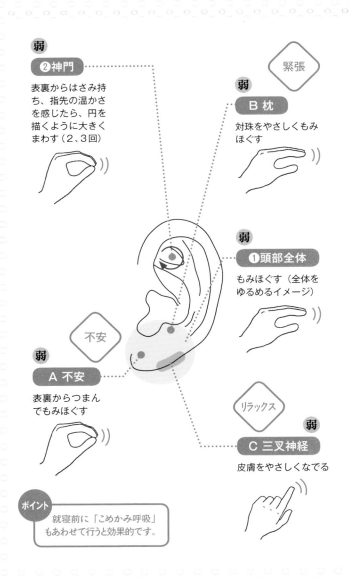

ポイント

就寝前に「こめかみ呼吸」もあわせて行うと効果的です。

心に効く耳ストレッチ

㉓

イライラ（ストレス、怒りを鎮める）

イライラしていたり怒っているとき、耳は少し赤かったり硬くなっています。脳の神経を緊張させ高ぶらせているので、鎮静化させるためにやさしく耳全体（特に外耳輪）をストレッチしましょう。普段から耳たぶが少し硬めの方は、ストレスが高かったり短気な傾向があるので、耳をほぐしておくとイライラ指数は低くなります。耳はイライラのもととなる情報が音として入ってくるところですから、そこをやわらかくしておくことで受け止め方も柔軟になります。また、今すぐ落ち着きたいというときは、耳たぶにある攻撃性（A）や不安（B）のポイントを覚えておき、感情が高ぶったら指先でつまむように刺激しましょう。

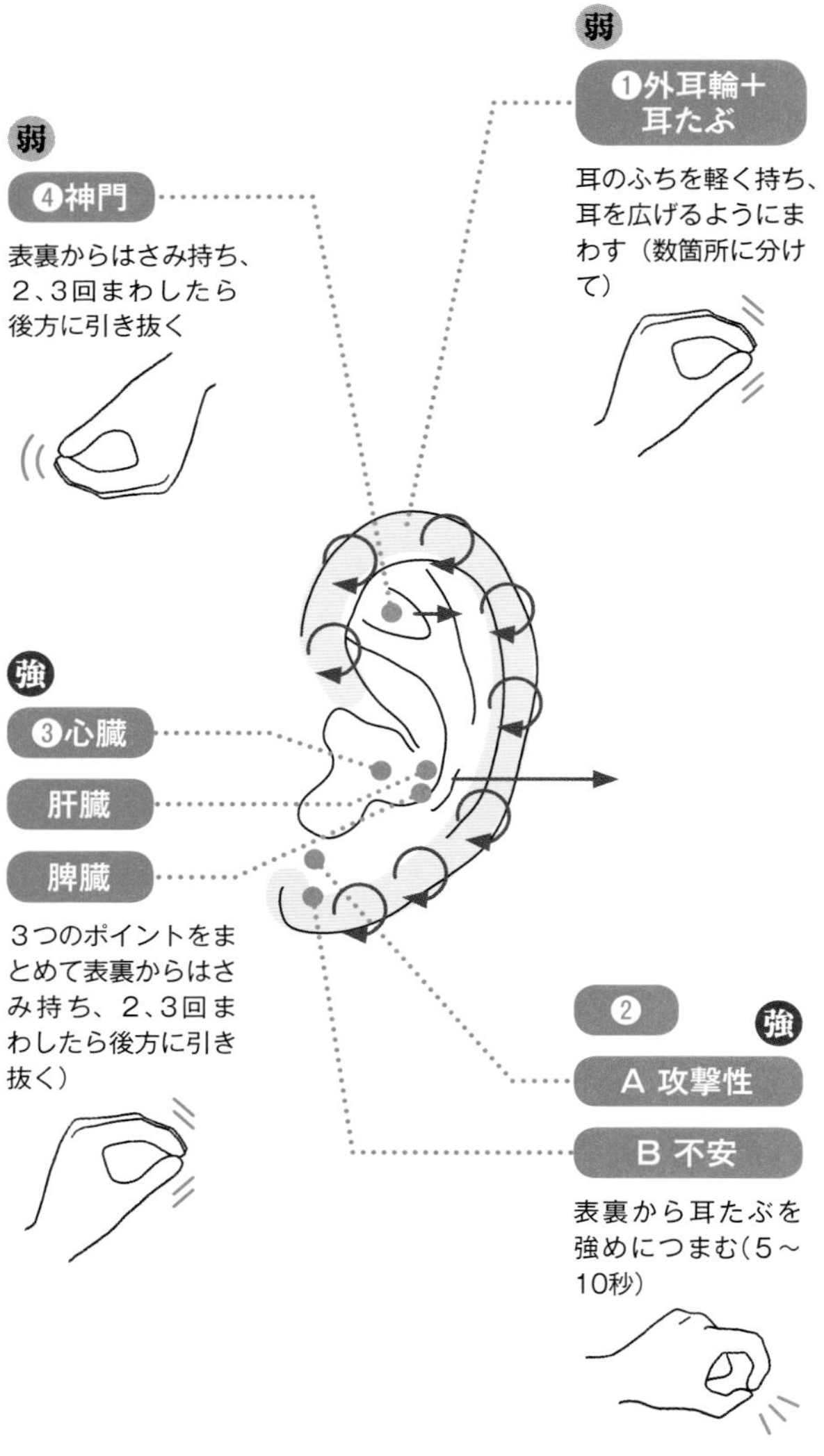
弱
❶外耳輪＋耳たぶ
耳のふちを軽く持ち、耳を広げるようにまわす（数箇所に分けて）
弱
❹神門
表裏からはさみ持ち、2、3回まわしたら後方に引き抜く
強
❸心臓
肝臓
脾臓
3つのポイントをまとめて表裏からはさみ持ち、2、3回まわしたら後方に引き抜く）
❷
強
A 攻撃性
B 不安
表裏から耳たぶを強めにつまむ（5～10秒）

心に効く耳ストレッチ

㉔ 緊張（あがり症、多汗）

緊張が強い。高じて汗も出てしまう。また、更年期のホットフラッシュなど、自分の意思と相反して落ち着きが取り戻せず、動悸や汗がコントロールできない状況は不安で嫌なものです。神経の緊張に関与する反射点を各1～2秒ずつ強めの圧で刺激したら、最後にこめかみにそっと指を置き、深呼吸を数回行います。

こめかみは蝶形骨という骨の上に位置しており、頭の中で平行に大脳を支えています。特に下垂体というホルモン分泌の司令塔に当たる部分を支えていますので、蝶形骨の傾きや緊張は下垂体に大きく影響します。こめかみの適度な弾力を維持することが、リラックスへの近道です。

強

❹耳尖
（アレルギーポイント）

強めにつまみ、上に
引っ張る（2、3回）

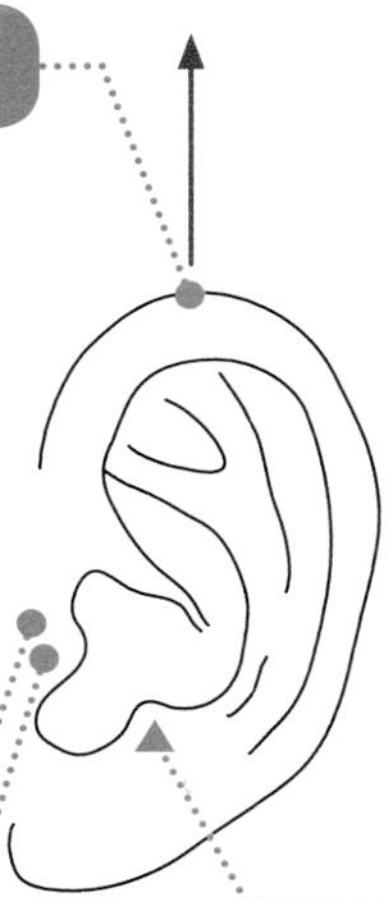

強

❶渇点

❷副腎

ポイントに人差し指
を置いて、表裏から
耳珠をもみほぐす

強

❸下垂体
（対珠の裏）

❸視床下部
（耳裏）

対珠の裏に人差し指
を、耳たぶの裏に親
指を置き、耳たぶの
つけ根をほぐす

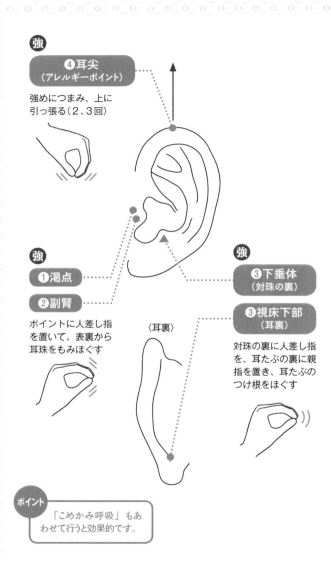

〈耳裏〉

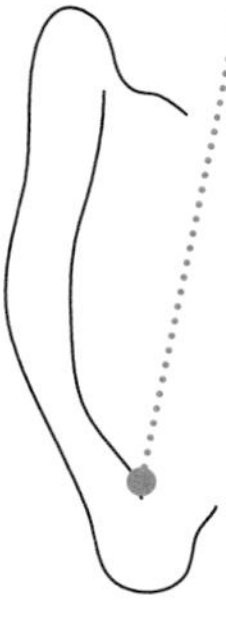

ポイント

「こめかみ呼吸」もあわせて行うと効果的です。

心に効く耳ストレッチ

㉕ プチうつ、不安感が強い

何事もネガティブに考えがち、恐れがつきまとう、不安感が強いときなどは、特に耳の裏側が硬くなっています。耳は音の情報が入ってくる場所ですから、その受け皿となる部分が硬いと、すべての情報がネガティブに処理されがちになります。心健やかに過ごすためには耳全体をやわらかく保つことをおすすめします。耳をさわり、厚みや硬さを確認して、日々の状態を把握しておくのもコツです。周囲の音が不安を増幅していることもあります。不安のポイントをゆっくりと10秒ほど刺激してから、耳介を折り、耳の穴をふさぎ、耳介裏を数回叩いてその音に集中してください。その後、耳介をパッと離すと気分がスッキリします。

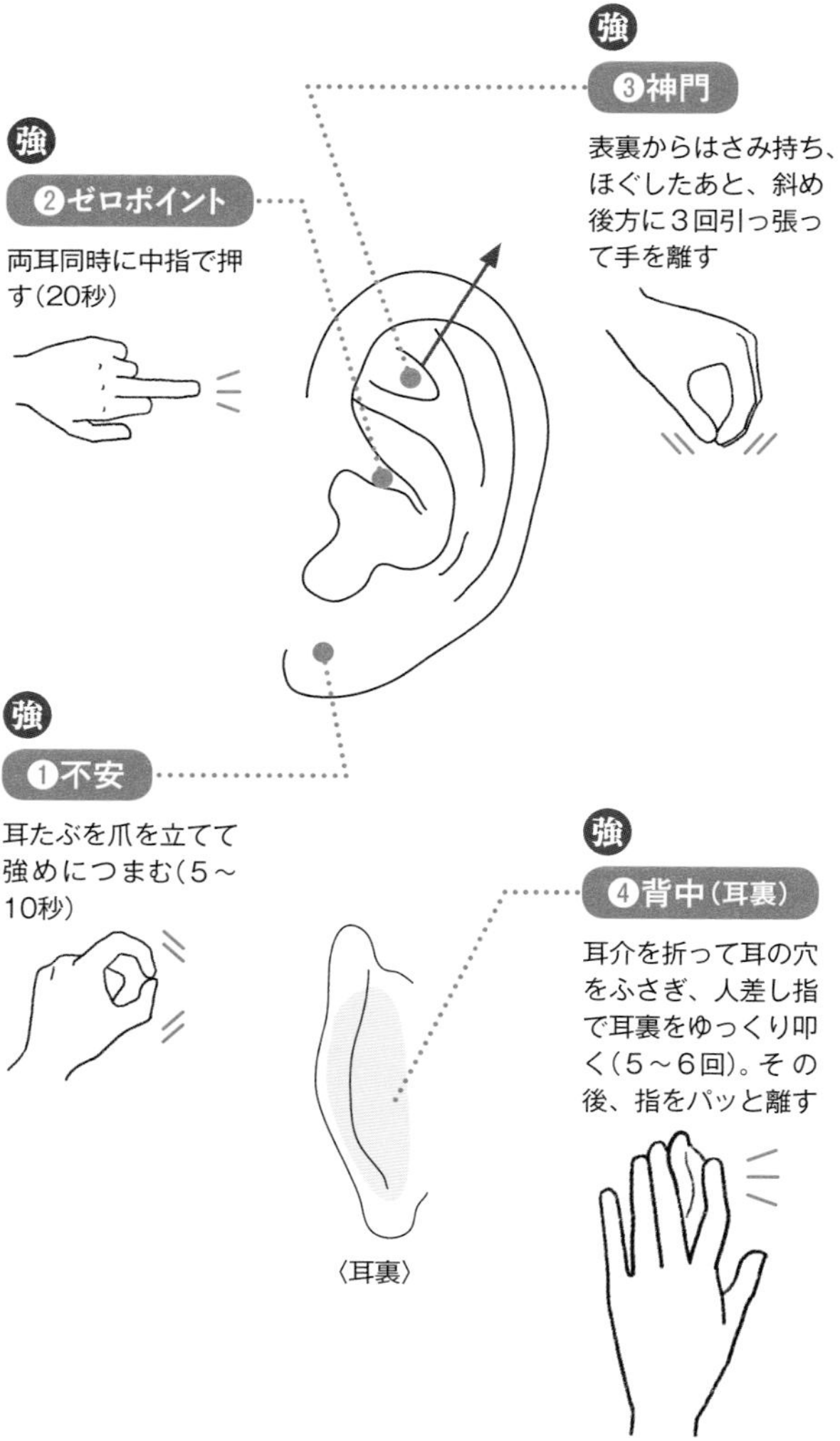
強
③神門
表裏からはさみ持ち、ほぐしたあと、斜め後方に3回引っ張って手を離す
強
②ゼロポイント
両耳同時に中指で押す(20秒)
強
①不安
耳たぶを爪を立てて強めにつまむ(5～10秒)
強
④背中(耳裏)
耳介を折って耳の穴をふさぎ、人差し指で耳裏をゆっくり叩く(5～6回)。その後、指をパッと離す
〈耳裏〉

心に効く耳ストレッチ

㉖

集中力アップ、やる気アップ

気分が上がらない、やる気が出ないなど、気持ちを切り替えたいときに脳に近い耳ストレッチは有効です。ホルモンバランスを司る下垂体や副腎と、うつの特効ポイントといわれる神門をしっかり刺激して交感神経の活性を目指しましょう。脳や心臓の反映といわれる耳たぶも、やわらかくほぐし、最後に大脳辺縁系とうつポイントをギュッと強く刺激します。

耳の上のこめかみの部分には、下垂体が入る蝶形骨があります。この部分にくぼみが感じられず、硬く張っているのも、うつ傾向の特徴。呼吸に合わせてやさしく触れて、常に弾力性を感じられるこめかみにしていきましょう。

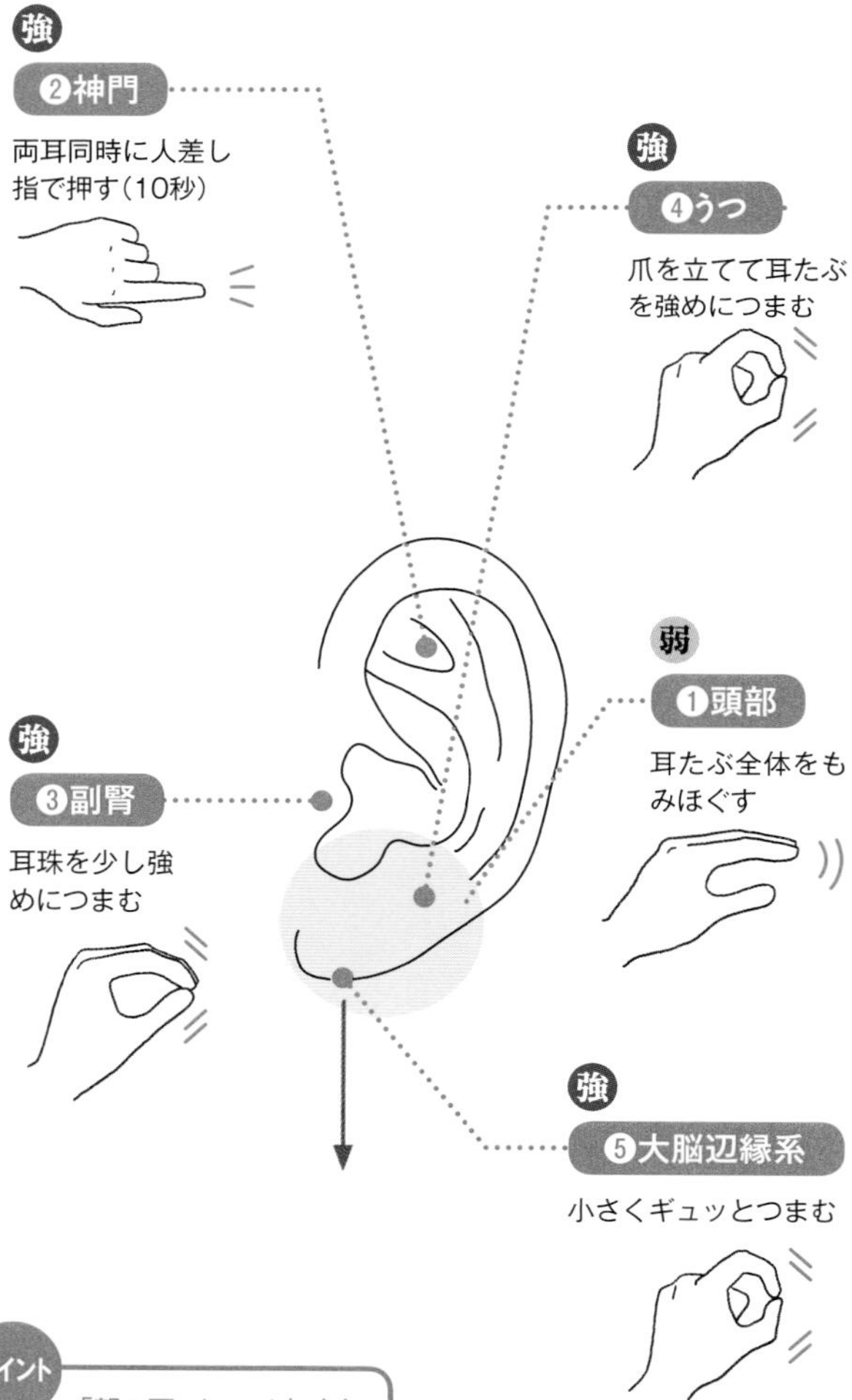
強
②神門
両耳同時に人差し指で押す（10秒）
強
④うつ
爪を立てて耳たぶを強めにつまむ
弱
①頭部
耳たぶ全体をもみほぐす
強
③副腎
耳珠を少し強めにつまむ
強
⑤大脳辺縁系
小さくギュッとつまむ

ポイント

「朝の耳ストレッチ」もあわせて行うと効果的です。

心に効く耳ストレッチ

㉗ 過食防止、依存症

ついつい食べすぎてしまう、何かに依存してしまう――そんな感覚を抑え込むのに役立つのが、飢点と大脳辺縁系です。これらをピンポイントで強めに刺激するのが有効です。飢点は、指のほか、綿棒などを使って刺激し、大脳辺縁系は、耳たぶの一番下を小さくつまむか、少し爪を立ててグッと刺激します。このほかに神門、ゼロポイントを加え、過食防止もしくは依存を断ち切るスイッチとして活用してください。また、大脳辺縁系と耳尖を同時に持ち、耳を縦に長く引っ張り、大きく迷走神経領域、三叉神経領域を刺激するのもおすすめ。心身の恒常性を取り戻し、穏やかに過ごせるようにしましょう。

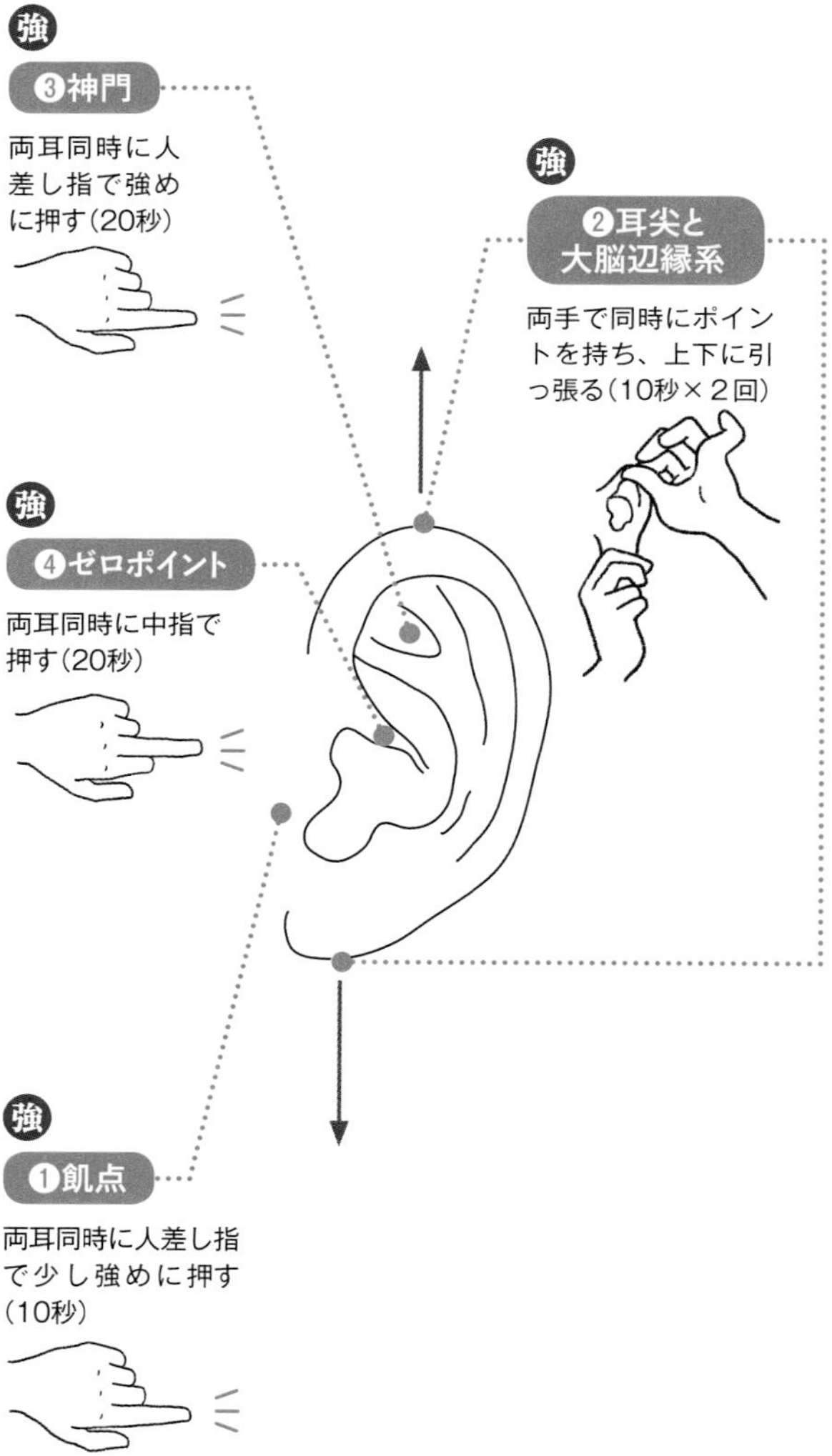
強
❸神門
両耳同時に人差し指で強めに押す(20秒)
強
❷耳尖と大脳辺縁系
両手で同時にポイントを持ち、上下に引っ張る(10秒×２回)
強
❹ゼロポイント
両耳同時に中指で押す(20秒)
強
❶飢点
両耳同時に人差し指で少し強めに押す(10秒)

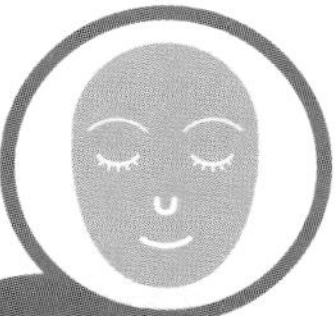

美容に効く耳ストレッチ

㉘ むくみ

運動不足、塩分のとりすぎ、たんぱく質不足、腎機能の低下、冷え、便秘など、さまざまな要因により起こるむくみ。

耳ストレッチは、特に近い場所にある顔のむくみに効きますが、代謝の活性化やリンパ液の循環につながれば、全身のむくみにも効果が期待できます。

腎臓や内臓の反射区への刺激を行い、利尿を促し、内分泌と三焦の反射区を刺激することで、リンパ循環の代謝活性を促しましょう。

なお、むくむ部位や時間帯によっては大きな疾患が隠れていることもあるので、解消されにくい場合は医師の診察を受けるようにしてください。

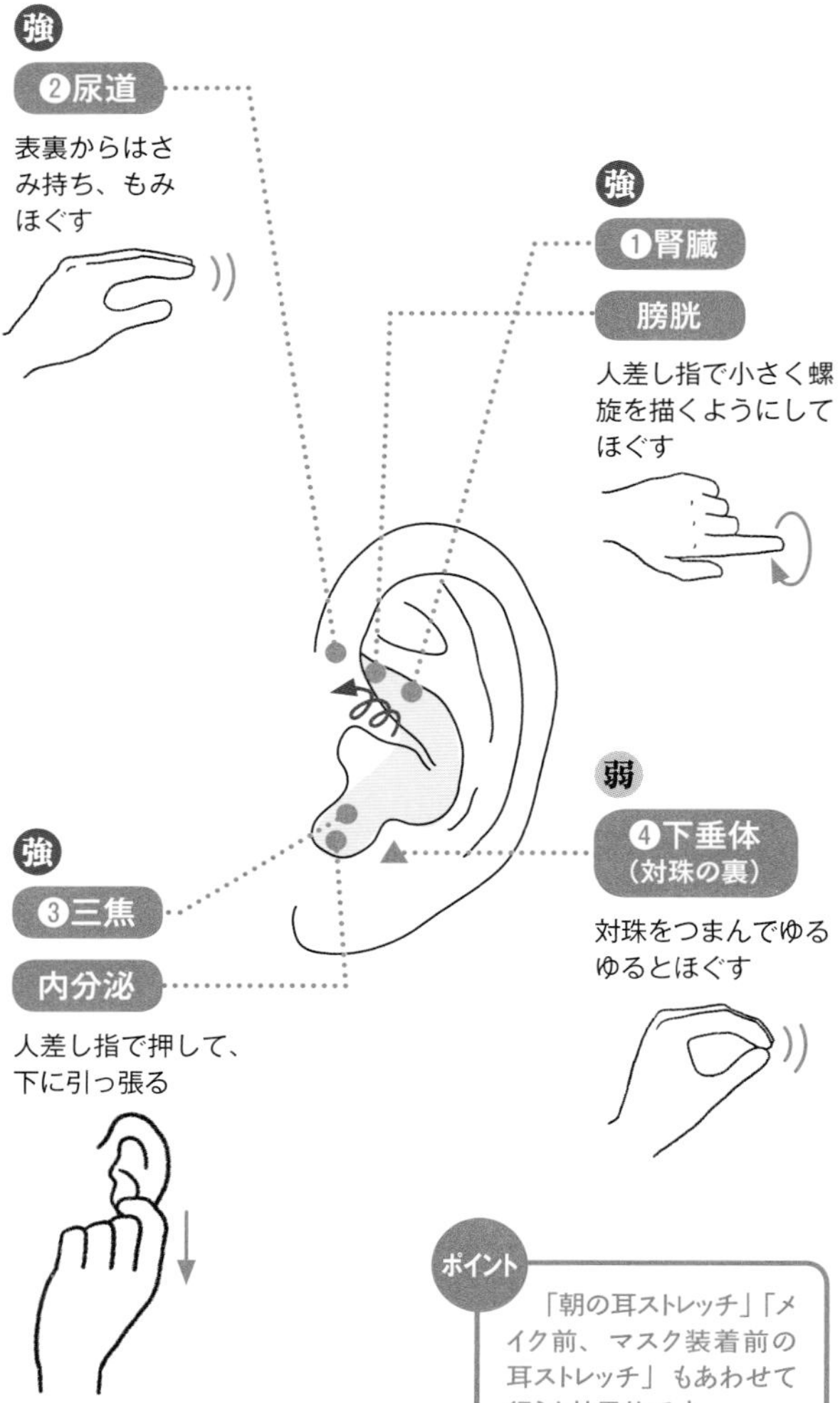
強
❷尿道
表裏からはさみ持ち、もみほぐす
強
❶腎臓
膀胱
人差し指で小さく螺旋を描くようにしてほぐす
強
❸三焦
内分泌
人差し指で押して、下に引っ張る
弱
❹下垂体（対珠の裏）
対珠をつまんでゆるゆるとほぐす

ポイント

「朝の耳ストレッチ」「メイク前、マスク装着前の耳ストレッチ」もあわせて行うと効果的です。

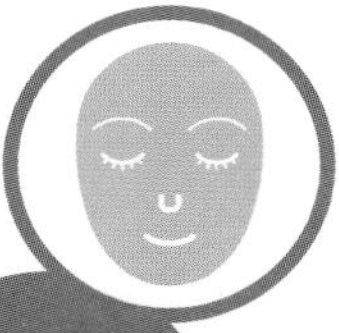

美容に効く
耳ストレッチ

㉙

ほうれい線ケア、リフトアップ

加齢とともに目立つほうれい線や二重顎。ついついその部分をマッサージしがちですが、耳やその周辺には美容のためのポイントがたくさんあるので、これを使わない手はありません。上顎、下顎と面頬、口の反射区をやや強めに刺激し、ほうれい線を作る周辺の筋肉に緊張を与えましょう。また、顔のむくみがあるとよりシワが目立つので、耳たぶを刺激して耳周辺のリンパ液の流れを整えることが重要です。朝、洗顔のあとなどに、やや上を向いて口を軽く開け、耳たぶをはさんでやさしくマッサージすることで、数分後に顔がスッキリしてきます。日々これを繰り返すことで小顔効果も得られます。

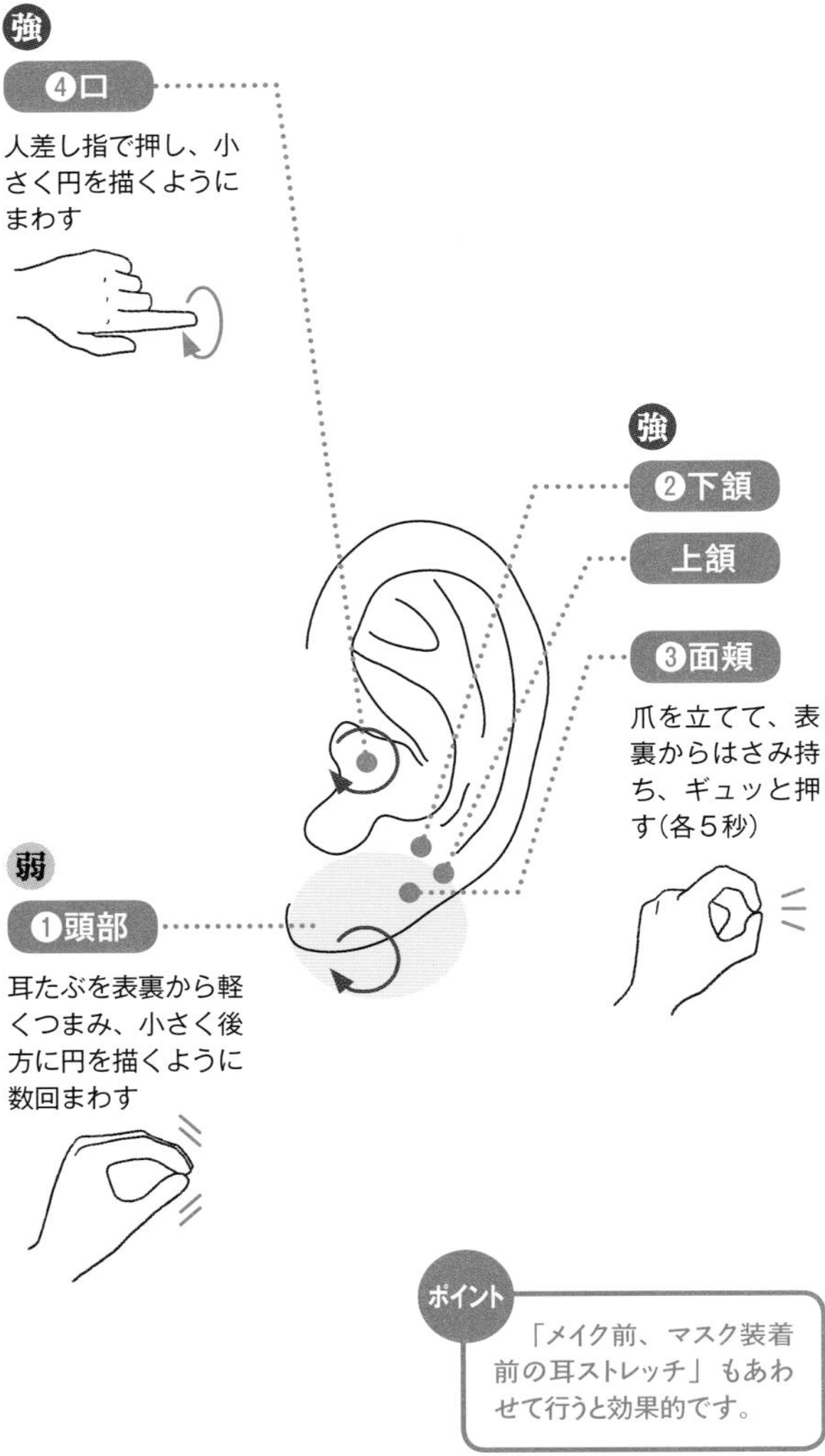
強
④口
人差し指で押し、小さく円を描くようにまわす
強
②下顎
上顎
③面頬
爪を立てて、表裏からはさみ持ち、ギュッと押す（各５秒）
弱
①頭部
耳たぶを表裏から軽くつまみ、小さく後方に円を描くように数回まわす

ポイント

「メイク前、マスク装着前の耳ストレッチ」もあわせて行うと効果的です。

美容に効く耳ストレッチ

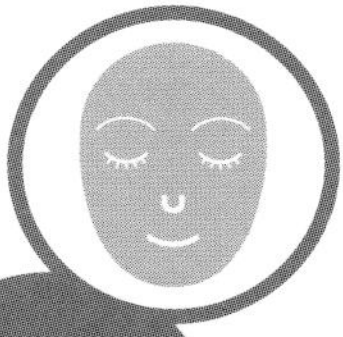

㉚ 目を大きくする

目が小さく見える原因は、眼瞼《がんけん》や額の下垂、眼瞼のむくみ、眼球の水分不足などが挙げられるため、目及び周辺の頬や額の反射区を刺激し、皮膚の活性化を促すのが効果的。また、耳たぶを使って耳周辺の皮膚を動かすことで、顔まわりのリンパ循環の活性を直接的に促し、眼瞼のむくみを取っていきます。目のポイントは「目1、2の反射点」と「眼の反射点」の3箇所があります。視力やピント調節など目の機能に関係するのは目の反射点。目のうるおいや輝きに関係するのは眼の反射点です。いずれも曇らせるのはよくないので、耳たぶの中にしこりなどを作らないように管理することが重要です。

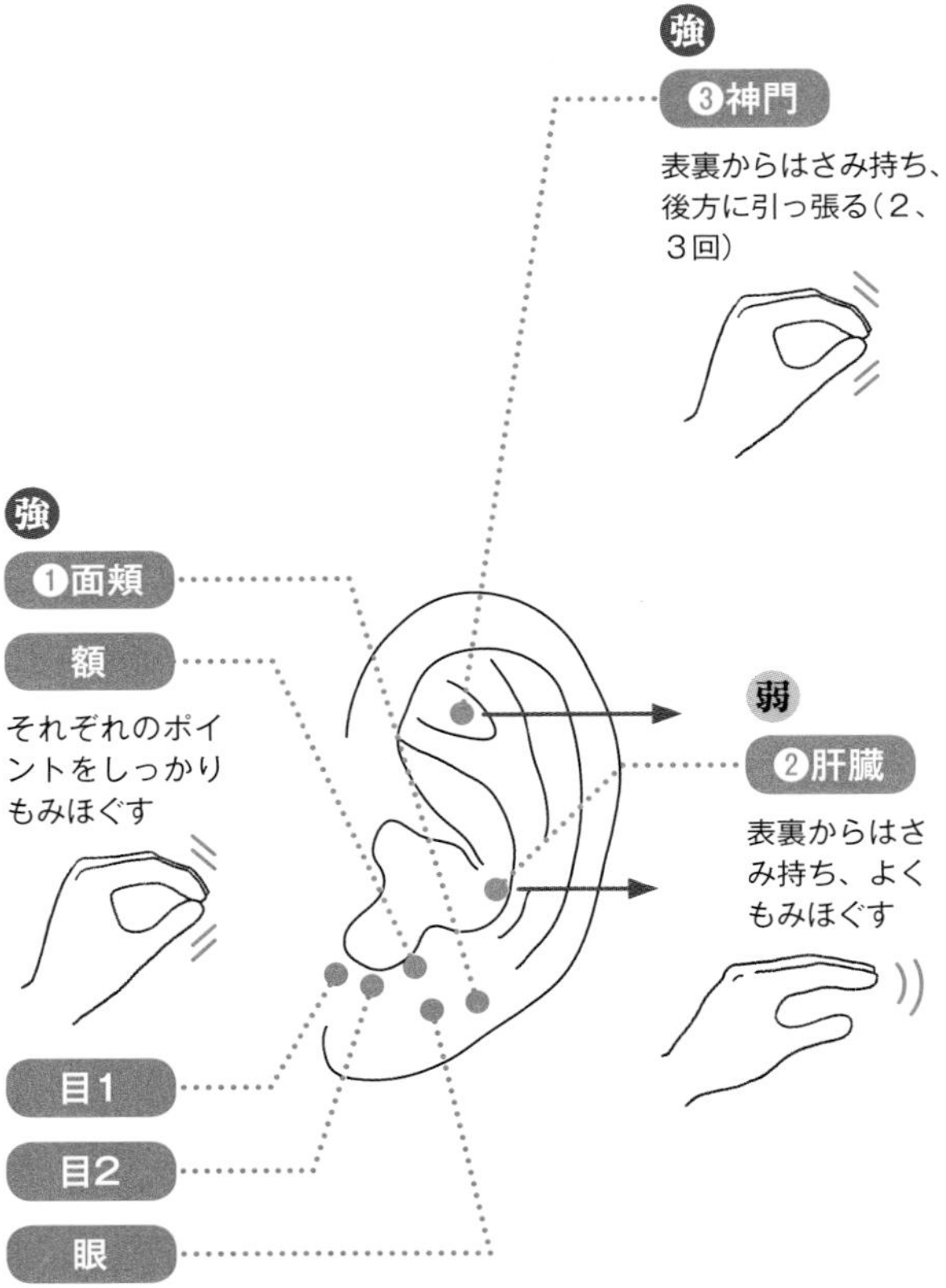
強
❸神門
表裏からはさみ持ち、後方に引っ張る（2、3回）
強
❶面頬
額
それぞれのポイントをしっかりもみほぐす
弱
❷肝臓
表裏からはさみ持ち、よくもみほぐす
目1
目2
眼

ポイント

「朝の耳ストレッチ」「メイク前、マスク装着前の耳ストレッチ」もあわせて行うと効果的です。

耳ストレッチ Q&A

Q 耳にピアスをしていると、反射区にも影響がありますか?

A 耳介に穴を開けている段階で刺激が入っているので、その反射区が常に刺激されていると思ってください。耳たぶではありませんが、耳輪の腕の反射区にピアスをしていたセラピストで、腕に力が入らなくなってしまったというケースもあります。そこでピアスを外したところ、きちんと腕に力が入るようになりました。

もむ、ほぐすといった力の強弱を感じたり、改めて痛みを感じなければ、ピアスに慣れてしまうので、強く刺激されすぎることはありません。しかし、炎症を起こしたり、しこりを作ったりしてしまうと、その反射区にいい影響は出にくくなります。ピアスの穴をどこに開けるか、また素材をきちんと選び、清潔に保つことは非常に重要だと思います。

Q 妊娠中に「耳ストレッチ」を行っても大丈夫でしょうか?

A 自分の指で行う分には、問題はないと思います。しかし耳を強く刺激したり、引っ張ったり、子宮、卵巣、下垂体などの局所的なツボだけを押さないようにしてください。また、1日数回行うのはOKですが、耳にさわる時間は1回につき1分程度にし、短い時間で行うことを厳守してください。

第5章

耳があなたに教えてくれること

「耳チェック」でわかる不調のサイン

耳は今の体調を語る

あなたはご自分の耳を、じっくり見たことはありますか？

顔の左右に位置しているため、写真で撮ったり合わせ鏡で見たりしない限り、なかなかご自分の耳を見る機会はないと思います。

しかし、実は耳にはそのときどきの身体や心の状態があらわれているのです。

口絵の「耳の反射区マップ」を見ていただくとわかるように、耳たぶを頭部、輪郭に当たる耳輪は脊椎の骨格とし、耳甲介などに内臓を当てはめると、耳はその人の「全身の縮図」ととらえることができます。

観察ポイントとしては、耳輪の変形や耳甲介の大きさなどの輪郭も重要ですが、耳の皮膚の観察も重要です。よく見ると、毛穴の汚れや吹き出物、皮むけや赤みなどがあることがわかります。

実は耳の皮膚は非常に敏感で、吹き出物などは「さっきはなかったのに今はある！」

「1時間経ったらもうなくなってる！」ということもよくあるくらい、急に変化することがあります。こうした皮膚の変化を読み取ることで、今の体調を知るツールとしても使えるのです。

この章では耳を観察する「耳チェック」で、不調のサインを読み解く方法をお話ししましょう。

「耳チェック」のやり方

「耳チェック」の方法は2つ。見て確認する方法と、さわって確認する方法です。いずれも、身体の不調や病気は、何らかの形で耳介にあらわれるという考え方がもとになります。

このとき使うのが、「耳の反射区マップ」（口絵参照）です。それぞれの臓器や骨格の反射区に不調のサインが出ていないかを確認していきましょう。

①見て行う「耳チェック」

スマートフォンのカメラ機能やデジタルカメラを使って、耳を撮影します。あとで画像を拡大して確認できるような機器を使って撮影すると便利です。

真横と斜め45度の2方向から撮ります。また、耳は凹凸《おうとつ》があって影ができやすいので、フラッシュをたいて撮るようにしてください。

撮った写真は、拡大するなどして観察します。自分の耳をまじまじと見ると、産毛《うぶげ》や毛穴が目につきびっくりするかもしれませんが、多かれ少なかれ誰の耳もそのようなものがあります。

皮膚の色や毛穴の汚れ、湿疹、ニキビ、吹き出物、皮むけといったトラブルがないか見ていきましょう。また、耳の変形の有無などもチェックします。

耳の観察ポイントと各サインの見方を、図表10にまとめました。耳の反射区マップと照らし合わせながら、どこにどのような症状が出ているかをチェックし、心当たりがあれば、該当する箇所（臓器や骨格）を養生してください。

ニキビや湿疹などの皮膚の変化がある場合は、そこを避けてもみほぐし、別の方向か

（図表9）「耳チェック」用の写真の撮り方

撮影方法（スマートフォンの場合）

①スマートフォンのカメラ機能を立ち上げ、フラッシュモードに設定する。

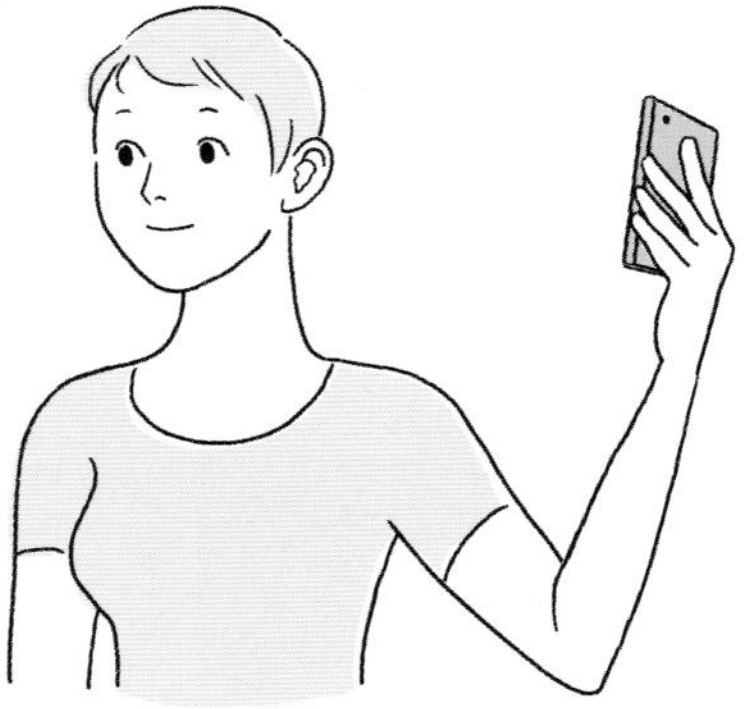

②顔を正面としたとき、90度の真横からの方向と、斜め45度でやや下方からの方向で耳を撮る（左右2枚ずつ）。

※誰かに撮影してもらうのがおすすめ。１人であればセルフタイマー機能か、自撮り棒を使うとよい。

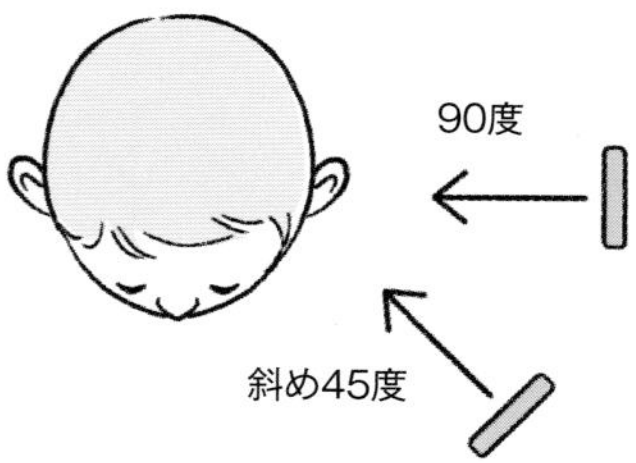

③撮影した写真を拡大するなどして、皮膚の状態や形を観察する。

（図表10）「耳チェック」の観察ポイント

以下の項目が該当する反射区を確認する。

耳介の状態と色

状態	色	身体からのサイン
耳の皮膚の色、毛穴の汚れ	赤	熱、過活動、亢進
	濃赤	急性トラブル、暴走
	紫	うっ滞、瘀血
	茶	機能低下、使っていない
	黄	虚弱、疲労
	黒	慢性消耗、機能不全
	灰色	体液・水分の不足、炎症のあと
	白	冷え、貧血、酸素不足
湿疹、ニキビ、吹き出物	赤	急性、熱、情緒の問題
	白	慢性疲労、臓器が解毒浄化中
	黒	慢性、長期のトラブル
	黄	有効に使われていない、循環不良
血管の浮き出	赤	血行不良、停滞
	紫	使いすぎ、痛みや、重だるさを感じる

・毛穴が広がっているエリア…疾患発症注意
・シミ、シワ…機能低下、先天的に弱い、アレルギー

耳介の状態

状態	身体からのサイン
皮むけ	慢性的に疲れている部位、 ケアされていない臓器、 免疫力が低下している可能性
皮膚の分泌物が多い	熱が体にこもりやすい体質

耳の形状

形状	意味
後頭部に当たる対珠の部分が外側に開いている（倒れている）	首が傾斜気味、もしくはホルモンバランスの乱れ
後頭部に当たる対珠が扁平化し次の頸椎のエリアとの見極めが難しい	ストレートネック化、過去にむち打ちなどの既往あり
胸椎に当たる反射区の弯曲が強い	猫背気味、背部痛
仙骨の反射区に当たる、対耳輪の二股に分かれる部分が、垂直でなく倒れている	慢性腰痛、坐骨神経痛
対耳輪全体がさわると明らかに硬い	身体の柔軟性がない
下肢の反射区の対輪脚（上）に紫色の血管が出ている	下肢の使いすぎ、下肢の故障やケガが多い、 脚を使う職業についている
耳たぶにシワが刻まれている	左耳：心臓の機能の疲労。血圧トラブル 右耳：精神的疲労。睡眠不足

ら働きかけます。例えば反射区で喉や肺に該当するところに吹き出物が出ていたら、深呼吸、アロマやハーブなどを使った呼吸サポート、栄養補給、必要があれば臓器の回復に適した投薬を行ってください。

皮膚の炎症などがない場合は、積極的にもみほぐしていきましょう。

②さわって行う「耳チェック」

耳をさわってチェックする場合、鏡と反射区マップを見ながら指で確認することもできますが、綿棒を使って一度細かくチェックしてみることをおすすめします。

まず、綿棒、反射区マップ、大きめの鏡を用意します。「骨格」「内臓」に分けて、約30g程度の圧で、各反射区につき1～3秒くらいで刺激していきます。

押しながら、それぞれの反射区の痛みの有無や程度を確認していきましょう。痛みを感じたら、その対象臓器に不調がないか振り返り、その部位を活性化させたい場合は200～250gの圧で押します。逆にリラックスさせたい場合は、指でやさしくなでたりさするようにします。

（図表11） 綿棒を使った「耳チェック」

自分の耳と「反射区マップ」を見ながら、以下の順で、各反射区を1～3秒、綿棒を使って約30gの圧でやさしく押していく。

押しながら、それぞれの反射区に痛みがないか、痛みがある場合はどれくらいかを確認する。

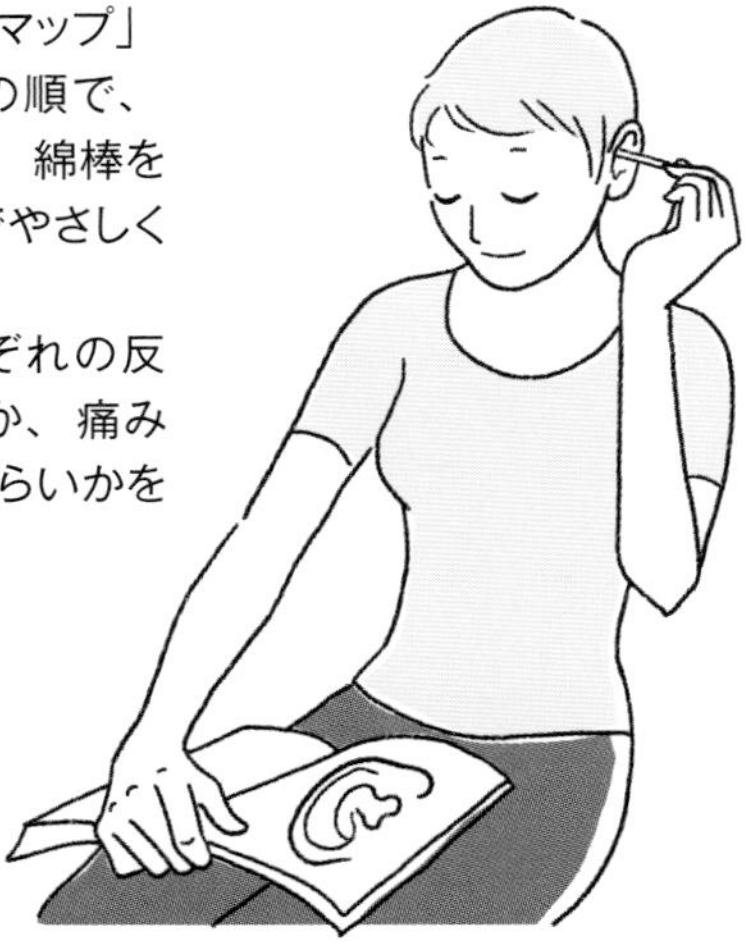

骨格チェック

※指で行ってもよい

耳たぶ（頭部）

対耳輪（脊柱下側の頸椎→胸椎→腰椎→仙骨→尾椎）

耳輪（上下肢、手足）

内臓チェック

心臓→肺→咽喉→気管支・食道→胃・十二指腸・小腸・大腸→膀胱→腎臓→膵臓→胆嚢→肝臓→脾臓→胸部

子宮→外生殖器→神門

副腎→鼻→渇点→飢点

枕→平喘→下顎→下垂体→卵巣→眼→目1、2→扁桃→大脳辺縁系

耳に「心の声」があらわれることもある

「耳チェック」をしてみて、痛みを感じる場所があったけれども、反射区に該当する骨格や内臓には不調がない——そのような場合、心理面の影響が「耳」に出ているという見方もあります。

身体の「耳チェック」と同様、耳介の各反射区の皮膚の変化や押して痛みが出るかどうかをチェックしていきます。

このとき使うのが「感情からみた反射区」の表です。これは、それぞれの反射区には、ある特定のネガティブ感情が反映される傾向があるという概念のもと、反射区マップ上の各臓器の名称を、該当する感情に書き換えたものです。

例えば、喉の反射区にニキビ様のものができた、しかし喉に不調も違和感もないケース。この場合、喉の反射区は「いいたいことがいえない、いいたいことがたまっている」というような、あきらめ、遠慮の感情をため込んでいると考えます。

ほかにも肝臓の反射区の皮むけや肺の反射区の毛穴の黒ずみなど、皮膚の変化がある場合も、その該当臓器に不調がなければ、感情のため込みサインです。肝臓は怒り、肺は喪失や別離による悲しみなどの感情の反射区となっています。

また、その反射区を30gの圧で押したときに痛みがあったり、押されてとてもしっくりくる感覚があった場合も、何らかのサインを送っていると考えます。

この感情の反射区は、顔や手、足といった身体のほかの器官にも当てはめることができるのですが、私の経験上、耳が一番わかりやすくあらわれると思われます。

ちなみに、リラックスしていて大きな悩みがないときは、耳介や耳たぶがきれいで、やわらかいように思います。

前に、私たちが好むと好まざるとにかかわらず、耳からはさまざまな情報が入ってくると述べましたが、だからこそ耳には心の声があらわれているのかもしれません。

（図表12）感情からみた反射区

反射区名	反射区に影響を及ぼす感情
頭部（耳垂全体）	余裕のなさ、焦り、疲労、多忙
下垂体	
脳点《のうてん》、額、平喘《へいぜん》	
目	拒絶、承認欲求
眼	
内鼻	劣等感、心配
耳	卑屈、自己肯定感の低さ
暈点	無力感、憤慨、混乱
枕	
甲状腺、内分泌	嫌悪、落胆
三焦	罪悪感
口、咽頭	あきらめ、遠慮
肩	左：責任の背負い込み、重圧 右：放棄、逃避
肩甲骨、鎖骨	
心臓	絶望、裏切り
肺	喪失、別れによる悲嘆
食道	拒絶
胃	不安
十二指腸	不満
小腸	被害者意識、寂しさ
大腸／肛門	怒り、執着心、脅威
肝臓	怒り、憤慨

反射区名	反射区に影響を及ぼす感情
胆嚢	フラストレーション（欲求不満）
膵臓	嫉妬、うらやみ
脾臓	ネガティブ
副腎	トラウマ、生命力の不安
腎臓	過去の恐れ、トラウマ、怯え
膀胱	現在の恐れ、怯え
外生殖器	恥、劣等感（コンプレックス）
子宮	恥、劣等感（コンプレックス）、敵意
子宮（男性の場合）	創造力の欠如、あきらめ、将来への希望のなさ
卵巣、睾丸	性に対する劣等感、過剰な期待
坐骨	保身、立場を崩される不安
股関節	躊躇《ちゅうちょ》、ためらい、不服
頸椎	拒絶への恐れ、自尊心の欠如、絶望
胸椎	孤独感、裏切りに対する恐れ
腰椎	怖気づき、腰が引いてしまう
仙椎	自己管理能力の欠如、依存心
尾椎	存在意義の欠如、不安定感
下肢エリア	躊躇、ためらい
上肢エリア	左：責任の背負い込み、重圧 右：放棄、あきらめ
胸部、乳腺	哀しみ、隠している秘密
神門	自己否定、将来への不安、うつ

コラム

顔と同じように、耳にも個性がある

この本には耳のイラストサンプルを入れていますが、実際は誰しもその通りではなく、耳の形は千差万別です。

ドイツでは、犯罪者のモンタージュ写真に耳の情報は欠かせないそうで、子どもの頃から「犯罪が起きたとき、犯人の顔を覚えるよりも耳の形を覚えよう！」と教育されているそうです。顔や髪形は簡単に変えられても、耳を整形してまで変える人はいないからです。

日本には「目は口ほどに物をいい」ということわざがありますが、同じ感覚器の耳も、その形状は性格や適性、体質を物語っているともいわれています。海外では「耳の形状による性格分析」を取り入れている企業もあるとか。

私自身、テレビでニュースやインタビュー映像が流れるたびに、画面に映っている人の耳に注目するのが習慣になっています。また、電車の中でもついつい人の耳に目が行ってしまいます。

ここではまず、誰でも見分けられる、耳の大きさ、耳たぶの大小について簡単にお話ししましょう。

耳の大きさは、欧米人では身長の1／22程度といわれていますが、日本人を含め東洋人は1／23〜24程度が平均のようです。

そして、耳の大きさはその人が持っている生活力や順応力を示すといわれています。大きい耳を持つ人は、活発で精力的で爆発力を秘めた人が多いといわれ、中ぐらいの耳を持つ人は客観的な見方をする人が多く、冷静な思考の持ち主です。さらに小さい耳の方は我慢強く器用、仕事もコツコツこなすタイプといわれています。

また耳たぶの大小について、日本では福耳＝お金持ちとよくいわれますが、これは日本だけに伝わる話。実は耳たぶの大きさは金運にはあまり関係なく、むしろ運動能力や動物的直感に大きく関係するようです。

耳たぶが小さい方は本能的に動き、運動・反射神経がとてもいい方。耳たぶが大きい方は頭脳的に情報を解析したり、お手本をコピーすることによって能力を高めていくタイプといわれています。

また、耳たぶが大きい方は、知性的で言葉使いが達者なので、運動選手であれば司令塔、指導者的な役割が向いています。頭や言葉を使った仕事にも向いていて、実際、テレビの司会者などを見ると、耳たぶが大きい方が多いように思います。耳たぶが頭の反射区であることからも、この話には説得力があると思いませんか?

こうした基本情報をベースに、耳の輪郭や耳甲介の大きさ、珠間切痕の深さ、耳輪の巻き具合……などの各所の情報を載せていき、その方を耳から解析していき性格分析をしているのです。

このように、顔と同様、耳にもさまざまな個性があります。

ちょっと知っておくと、初対面の人に会ったとき、その人がどんな性格かを知る手がかりになるかもしれません。

耳ストレッチ Q&A

Q 耳ニキビの対処法を教えてください

A 耳の写真を撮ってみたらニキビがあった、もしくはマッサージをはじめると血流がよくなり、解毒作用から吹き出物が出てくる方もいらっしゃいます。

そういった耳ニキビや吹き出物の多くは一時的なもので、放っておけば自然になくなります。入浴後などに耳を清潔にしたうえで、まずは何もせず様子を見てください。

かゆみがひどかったり、浸出液が出てくるようでしたら、医師に相談し、消毒液を使用したり、薬を塗るようにしてください。

Q 症状に合わせ、自分でツボの刺激を追加してもOK？

A この本で紹介した症状別の耳の反射区やツボは一例ですので、ご自身が効くと感じたものがありましたら、どんどん試してみてください。不調の原因に関係する反射区や、その不調に伴ってあらわれる症状に関係する反射区を刺激するのがポイントです。またその臓器や器官を活性化させたければ強めの刺激を、ゆるめたりリラックスさせたければなでるようなやさしい刺激でさわってください。

青春新書
PLAYBOOKS

人生を自由自在に活動《プレイ》する

人生の活動源として

いま要求される新しい気運は、最も現実的な生々しい時代に吐息する大衆の活力と活動源である。

文明はすべてを合理化し、自主的精神はますます衰退に瀕し、自由は奪われようとしている今日、プレイブックスに課せられた役割と必要は広く新鮮な願いとなろう。

いわゆる知識人にもとめる書物は数多く窺うまでもない。

本刊行は、在来の観念類型を打破し、謂わば現代生活の機能に即する潤滑油として、逞しい生命を吹込もうとするものである。

われわれの現状は、埃りと騒音に紛れ、雑踏に苛まれ、あくせく追われる仕事に、日々の不安は健全な精神生活を妨げる圧迫感となり、まさに現実はストレス症状を呈している。

プレイブックスは、それらすべてのうっ積を吹きとばし、自由闊達な活動力を培養し、勇気と自信を生みだす最も楽しいシリーズたらんことを、われわれは鋭意貫かんとするものである。

—創始者のことば— 小澤和一

著者紹介

市野さおり〈いちの さおり〉

看護師、英国ITEC認定リフレクソロジストおよびアロマセラピスト。自衛隊中央病院勤務後、アロマセラピーやリフレクソロジーの資格を活かし、統合医療ナースとして活動。その後、コンフィアンサせき鍼灸院でボディケアを行うかたわら、「足や手などの反射区を使ったセルフケア」についての活動を行っている。米国SWIHA承認トウティーチャーでもある。ベストセラーとなった『不調と美容のからだ地図』(日経BP)他著書多数。

肩《かた》こり・不眠《ふみん》・美顔《びがん》に効《き》く！
1分《ぶん》「耳《みみ》ストレッチ」

青春新書 PLAYBOOKS

2021年8月1日　第1刷

著　者　市野《いちの》さおり

発行者　小澤源太郎

責任編集　株式会社プライム涌光

電話　編集部　03(3203)2850

発行所　東京都新宿区若松町12番1号 〒162-0056　株式会社青春出版社

電話　営業部　03(3207)1916　振替番号　00190-7-98602

印刷・三松堂　製本・フォーネット社

ISBN978-4-413-21183-3

肩こり・不眠・美顔に効く！

1分「耳ストレッチ」

看護師・リフレクソロジスト
市野さおり

青春新書
PLAYBOOKS